Nackenaktivprogramm

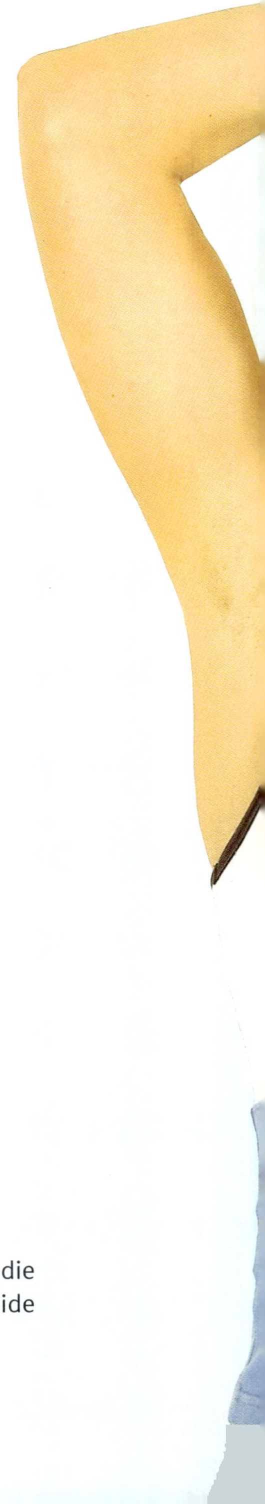

Im Folgenden wird der Einfachheit halber einheitlich die männliche Anrede gewählt. Natürlich werden beide Geschlechter damit angesprochen.

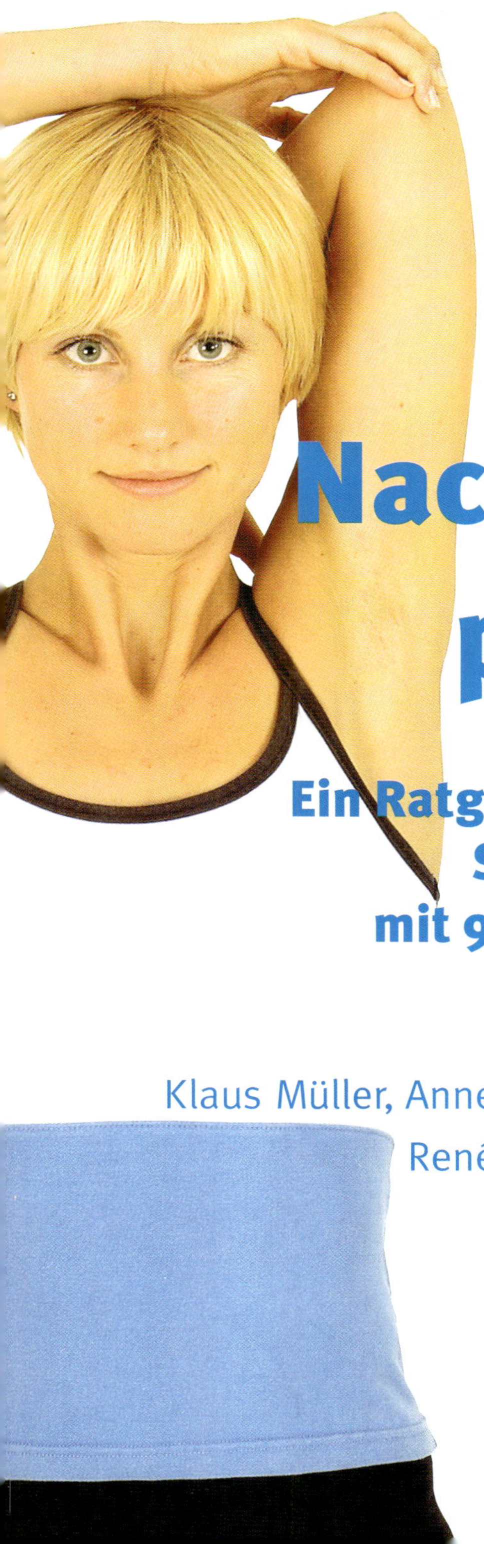

YOU
CAN DO IT

Nackenaktiv-programm

Ein Ratgeber bei Kopf-Nacken-Schulter-Beschwerden mit 96 Übungen & 39 Tipps

Klaus Müller, Annette Kreutzfeldt, Silke Becker,
René Schwesig & Birgit Schreiber

Meyer & Meyer Verlag

Nackenaktivprogramm

Bibliografische Information Der Deutschen Bibliothek
Die Deutsche Bibliothek verzeichnet diese Publikation in der Deutschen Nationalbibliografie; detaillierte bibliografische Daten sind im Internet über http://dnb.ddb.de abrufbar.

Adelaide, Auckland, Budapest, Graz, Johannesburg, New York, Olten (CH), Oxford, Singapore, Toronto
Member of the World
Sportpublishers' Association (WSPA)
Druck: FINIDR, s. r. o., Český Těšín
ISBN 3-89899-103-2
E-Mail: verlag@m-m-sports.com

Inhalt

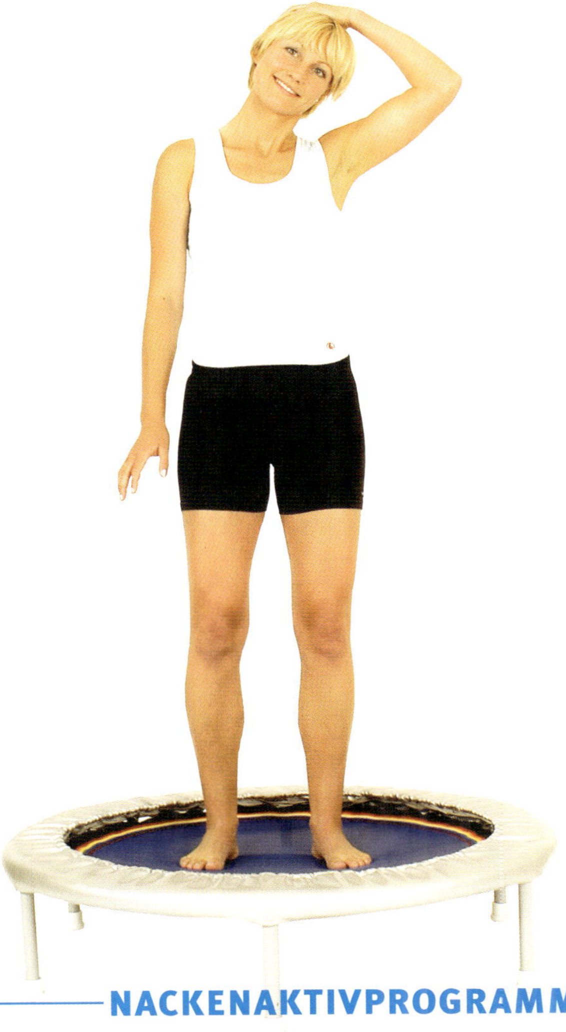

Vorwort

„Es ist besser, ein Licht anzuzünden, als auf die Dunkelheit zu schimpfen." (Chinesisches Sprichwort)

Diesen Satz kann man als Leitsatz für unser Buch auffassen, denn Bewegung, sowohl im Sinn von Training als auch im Sinn von Entspannung, bildet eines der einfachsten, preiswertesten und zugleich wirkungsvollsten „Medikamente" bei Kopf-Nacken-Schulter-Schmerzen.

In der modernen Welt wird der Mensch körperlich immer weniger oder sehr einseitig gefordert. Der technische Fortschritt in allen Bereichen des täglichen Lebens, sei es bei der Erwerbsarbeit (computergesteuerte Systeme), der Hausarbeit (Waschmaschine, Staubsauger) oder der Fortbewegung (Auto) reduziert körperlich anstrengende Tätigkeiten, ohne dass an deren Stelle ein adäquater Ersatz treten würde. Im gleichen Maß findet eine Beschleunigung der Arbeitsprozesse mit zunehmender Stressbelastung statt.

Obwohl im täglichen Leben die körperliche Belastung abnimmt, ist ein geradezu dramatischer Anstieg an Schmerzen des Bewegungssystems, insbesondere im Schulter-Nacken-Bereich, zu beobachten. Man spricht auch von einer Epidemie der Neuzeit.

Schmerzhafte Verspannungen der Nacken- und Schultermuskulatur sind sehr häufig das Ergebnis von Fehlhaltungen und einseitigen Belastungen (statische Haltearbeit), wie sie beim Sitzen im Auto, im Büro, vor dem Computer oder durch Überforderung im Freizeit- und Fitnessbereich anzutreffen sind.

Zum Ausgleich dieser Fehlbelastungen reicht ein muskuläres Kräftigungsprogramm allein nicht aus. Vor einer Kräftigung muss eine Entspannung der chronisch überlasteten Muskulatur und ein Ausgleich der Fehlhaltung stehen. Darüber hinaus ist zur Beschwerdeminderung ein Programm zur Stressbewältigung notwendig. Deshalb stehen Übungen zur Entspannung und Hinweise zur Belastungsverminderung neben einem gezielten Übungsprogramm im Mittelpunkt dieses Ratgebers. Besonders wichtig ist dabei die Verbesserung der Muskelkoordination durch sensomotorisches Training, wie in eigenen wissenschaftlichen Untersuchungen nachgewiesen wurde (siehe Literatur im Anhang).

Das Buch richtet sich in erster Linie an Personen, die einseitige, sitzende Tätigkeiten ausführen (Computer-/Bildschirmarbeit, Pipettieren, Kassieren, Mikroskopieren usw.), aber auch an alle anderen Betroffenen von Kopf-Schulter-Nacken-Beschwerden, z. B. an jene Menschen, die unter schmerzhaften Verspannungen im Bereich der Schulter-Nacken-Region, Spannungskopfschmerz, halswirbelsäulenbedingtem Schwindel und gelegentlichen Missempfindungen sowie Schwellungen in Händen und Fingern leiden.

Es stellt eine umfangreiche Ergänzung zu unserem Ratgeber „Rückenaktivprogramm“ dar, wobei einige Übungen notwendiger- und sinnvollerweise übernommen wurden.

Neben den Übungsmöglichkeiten ist es ebenso wichtig, den Alltag sowie die Arbeitsplatzsituation so zu gestalten, dass ein ergonomisches und dynamisches Arbeiten möglich ist. Auch hierzu gibt dieses Buch Tipps und Anregungen.

Bei Beschwerden wie Verspannungen und Schmerzen, vor allem, wenn sie über längere Zeit anhalten, spielen immer auch psychische Faktoren eine Rolle. Der „Chef, der einem im Nacken sitzt“, oder die „schwere Last auf der Schulter“ machen uns „halsstarrig“, „zerbrechen“ oder „verdrehen uns den Kopf“, sind „Schwindel erregend“, „legen uns aufs Kreuz“ oder sorgen dafür, „dass wir die Schultern hängen lassen“. Sie führen also dazu, dass sich körperliche Probleme verschlimmern und chronisch werden. Um den Komplex „Nackenbeschwerden“ in einem ganzheitlichen Ansatz zu behandeln, enthält das Buch ein Kapitel zu psychosomatischen Faktoren und Zusammenhängen. Hier finden sich auch Wege und Übungen zu einem gesünderen Umgang mit alltäglichen Belastungen.

Merke:

Jeder Ratgeber und jedes Übungsprogramm kann natürlich nur erfolgreich sein bei regelmäßigem Üben. Lesen allein hilft nicht, dies ist nicht nur ein „Lesebuch“, sondern ein „Aktivbuch“.

Bitte schreiben Sie uns, wenn Ihnen eine Übung besonders gefallen hat oder eine Übung Probleme bereitet. Das hilft dann möglicherweise dem Nächsten und natürlich auch uns, dieses Buch zu verbessern.

Wir danken allen, die uns unterstützt haben, insbesondere unserem Modell Susanne Rossmann, unserem Fotografen Klaus Weber und wünschen Ihnen, liebe Leser, viel Spaß beim Ausprobieren und Nachmachen.

Klaus Müller
Annette Kreutzfeldt
Silke Becker
René Schwesig
Birgit Schreiber

Über die Autoren:

Dr. med. Klaus Müller ist niedergelassener Facharzt für Physikalische und Rehabilitative Medizin, Chirotherapie, Sportmedizin, spezielle Schmerztherapie in Leipzig. Er beschäftigt sich mit integrativen Konzepten der Prävention, Therapie, Rehabilitation und Nachsorge des chronischen Rückenschmerzes und berät Firmen und Institutionen zu Fragestellungen im Bereich präventiver Gesundheitsförderung und Rehabilitation (Präventions- & Reha Consulting). Zu diesen Themen hat er zahlreiche Projekte initiiert und Fachbeiträge veröffentlicht.

Dr. med. Annette Kreutzfeldt ist niedergelassene Fachärztin für Physikalische und Rehabilitative Medizin, Naturheilverfahren, Chirotherapie und Fachärztin für Immunologie in Halle/Saale. Sie beschäftigt sich insbesondere mit dem chronischen Rückenschmerz in Prävention und Rehabilitation (z. B. Trainingstherapie und Haltungsschulung auf dem Trampolin) sowie mit der Wirkung verschiedener Trainingsformen auf das Immunsystem.

Silke Becker ist Physiotherapeutin sowie Bachelor of Science in physiotherapy (B. Sc. phys.) und arbeitet in Wien als wissenschaftliche Mitarbeiterin am Orthopädischen Spital Speising.

Dr. phil. René Schwesig ist Sportwissenschaftler am Institut für Sportwissenschaft der Martin-Luther-Universität Halle-Wittenberg. Er ist in Forschungsprojekten mit präventiven, sportmedizinischen und rehabilitativen Inhalten tätig, die sich hauptsächlich mit sensomotorischen Trainingsprogrammen bei vielfältigen Krankheitsbildern (z. B. Rückenschmerz; Osteoporose; peripher-vestibuläre Störung) und mit der Integration und Evaluation verschiedener Interventionsmodule in der Rehabilitation beschäftigen.

Birgit Schreiber ist Diplompsychologin an der Klinik für Psychotherapie und Psychosomatik der Martin-Luther-Universität Halle-Wittenberg. Sie befasst sich mit psychosomatischen Aspekten von Schmerzerkrankungen und arbeitet in ambulanten verhaltenstherapeutischen bzw. tiefenpsychologischen Schmerzgruppen. Der Schwerpunkt ihrer Arbeit liegt in der Körperwahrnehmung und im Körperkonzept bei Schmerzpatienten.

1 Das Kopf-Na Syndrom

1.1 Häufigkeit und Auftreten

Nacken- und Schulterschmerzen stellen ein häufiges Übel unserer modernen Gesellschaft und Lebensweise mit einer altersabhängigen Häufigkeit von 12-34 % dar. So betrug einer Untersuchung in Norwegen zufolge die Jahresprävalenz (Häufigkeit innerhalb eines Jahres) 34,4 % (Bovim et al., 1994). Etwa 14 % der untersuchten Personen klagten über chronische Nackenschmerzen mit einer Beschwerdedauer von mehr als sechs Monaten. Frauen waren häufiger betroffen als Männer (40 % versus 29 %).

Im Zusammenhang mit Nackenschmerzen tritt häufig Kopfschmerz vom Spannungstyp auf. Dieser Typus stellt die häufigste Kopfschmerzart dar. Das Auftreten von Kopfschmerzen geht aus Abbildung 1 hervor, wobei Frauen häufiger betroffen sind als Männer und jüngere Patienten öfter unter Kopfschmerzen litten als Ältere (Bundes-Gesundheitssurvey, 1998).

cken-Schulter-

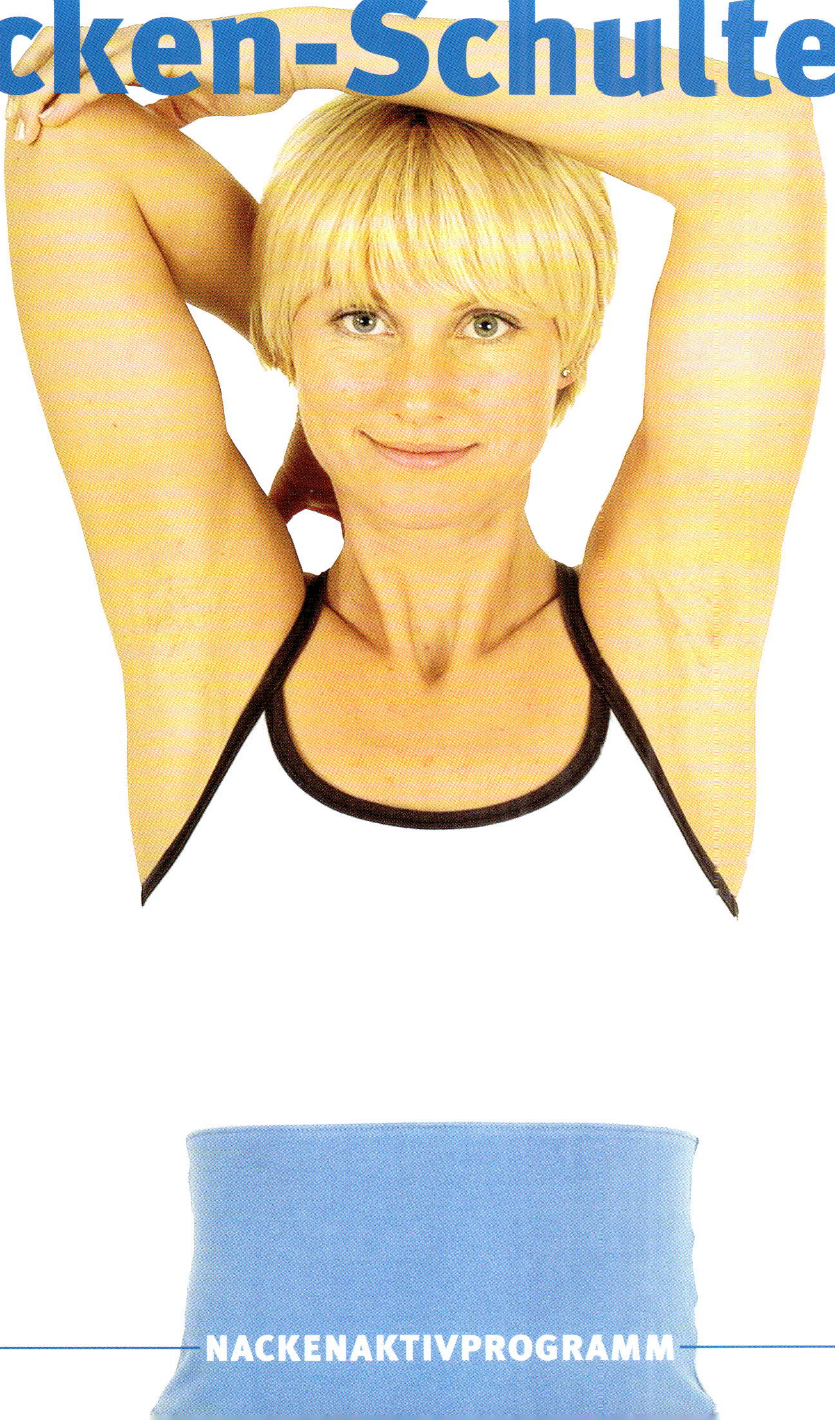

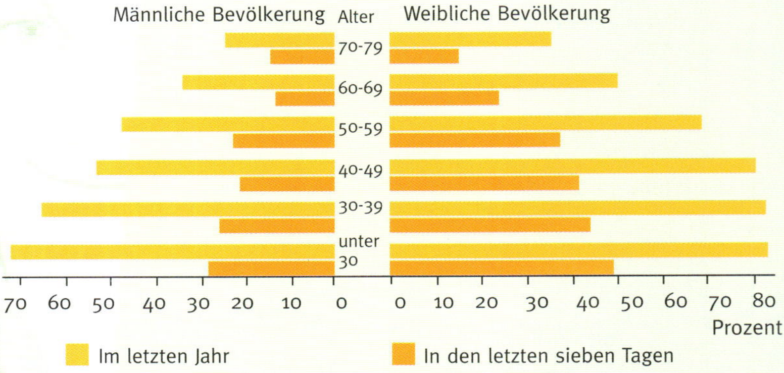

Abb. 1: Auftreten von Kopfschmerzen innerhalb der letzten sieben Tage und im letzten Jahr (Bundes-Gesundheitssurvey, 1998)

Darüber hinaus stellen Rücken- und Nackenbeschwerden die teuerste Erkrankungsgruppe in Deutschland dar.

Die Kosten durch krankheitsbedingte Fehltage beliefen sich in Deutschland im Jahr 2002 auf insgesamt 69,5 Milliarden Euro (BMWA, 2004). Fast 20 % entfielen davon auf Krankheiten des Bewegungssystems (vgl. Abb. 2).

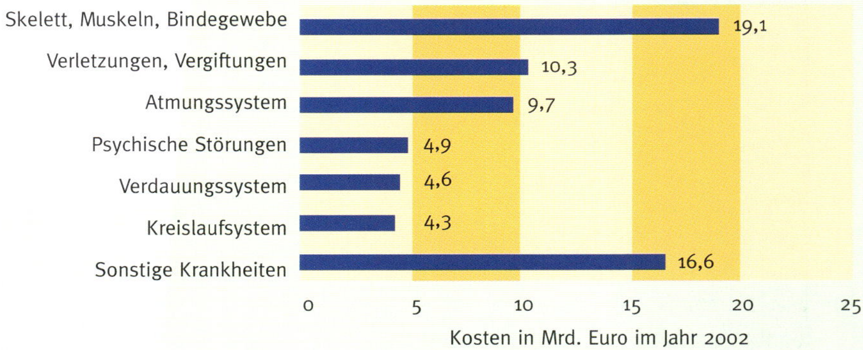

Abb. 2: Krankheitsbedingte Kosten in Abhängigkeit von der Art der Erkrankung (Bundesministerium für Arbeit und Wirtschaft [BMWA], 2004)

Dabei stieg die Arbeitsunfähigkeitsrate auf Grund von Rückenerkrankungen im Zeitraum von 1983-1990 um 37 % (Männer) bzw. 13 % (Frauen) (Lühmann et al., 1998), wobei vor allem die Gruppe der „Schreibtischtäter“ betroffen war. Im Folgenden wollen wir kurz darstellen, warum das so ist.

1.2 Was ist das Kopf-Nacken-Schulter-Syndrom?

Das Kopf-Nacken-Schulter-Syndrom stellt einen Symptomkomplex dar, der charakterisiert ist durch Beschwerden im Nacken, mit Ausstrahlung in eine oder beide Schultern, teilweise in die Arme und häufig in Kombination mit Kopfschmerzen. Gelegentlich treten Schwindelerscheinungen (Drehschwindel) und Ohrgeräusche auf.

Manche Patienten klagen über Missempfindungen und Kraft- und Koordinationsverluste in Fingern oder Händen (Kribbeln, Einschlafen) und über ein morgendliches Spannungsgefühl der Hände (Ring passt nicht). Bewegungseinschränkungen der Halswirbelsäule werden nicht immer beobachtet, stellen jedoch ein sehr beeinträchtigendes Symptom dar. Die Betroffenen klagen beispielsweise darüber, dass sie beim Einparken nicht nach hinten schauen können.

Beschwerden können auch im Bereich der Brustwirbelsäule und der Rippen auftreten und werden dann häufig als Herzschmerzen oder Atembeschwerden wahrgenommen. Nicht selten wird wegen massiver Luftnot und Druck im Brustkorb der Notarzt gerufen. Sind Erkrankungen von Herz oder Lunge ausgeschlossen, können oft Funktionsstörungen im Brustwirbelsäulenbereich als Beschwerdeursache gefunden werden, nach deren Be-seitigung auch die Beschwerden verschwinden.

Die genannten Symptome lassen sich verschiedenen Regionen zuordnen. Als Kopfgelenkregion bezeichnet man die obersten drei Halswirbelsäulensegmente (Kopf bis dritter Halswirbel). Diese Region, einschließlich der dazugehörigen Muskeln (kurze Nackenstrecker), stellt ein wichtiges Rezeptorenfeld dar und gehört neben Augen und Innenohr zum Gleichgewichtssystem. Eine Störung in diesem Bereich kann zum Auftreten von Schwindel führen. Die enge Verknüpfung mit dem vegetativen Nervensystem ruft auch Blutdruckveränderungen, Übelkeit, Erbrechen hervor, die eventuell bis zum Kollaps führen. Die Verbindung zum Innenohr begünstigt das Entstehen von Ohrgeräuschen (Tinnitus), die im günstigsten Fall nach Beseitigung der Funktionsstörungen wieder verschwinden.

Eine enge Beziehung besteht ebenfalls zwischen Kopf- und Kiefergelenken, sodass bei Störungen in diesem Bereich immer auch an das Kiefer- und Zahnsystem gedacht werden sollte (schlecht sitzende Prothesen oder Brücken; Verschiebung der Zahnreihe durch den Druck von Weisheitszähnen; Verspannung der Kau- und Zungenbeinmuskulatur; nächtliches Zähneknirschen). In die Behandlung dieser so genannten **kranio-mandibulären Dysfunktion** sollte ein entsprechend ausgebildeter Zahnarzt mit einbezogen werden.

Die untere Halswirbelsäule und die obere Brustwirbelsäule (fünfter Hals- bis vierter Brustwirbel) sind für das Kopf-Schulter-Nacken-Syndrom im engeren Sinne verantwortlich. Besondere Bedeutung kommt hierbei der ersten Rippe zu. Zwischen dieser, dem Kapuzenmuskel (M. trapezius) und den seitlichen Halsmuskeln (Mm. scaleni), liegt die so genannte **Skalenuslücke**. Durch diese Lücke ziehen Armnerven, Blut- und Lymphgefäße aus dem Brustkorb zur Schulter. Bei Funktionsstörungen in diesem Bereich kann es zu einem Reizzustand der Armnerven mit Missempfindungen der Hände und Finger (Kribbeln, Einschlafen) kommen. Außerdem ist in diesem Fall der Abfluss der Gewebsflüssigkeit über die Lymphbahnen beeinträchtigt. Es kommt zum nächtlichen Anschwellen der Finger. Eine Verspannung des kleinen Brustmuskels verstärkt dieses Syndrom, das auch als Engesyndrom der oberen Brustkorböffnung (funktionelles Thoracic-outlet-Syndrom) bezeichnet wird.

Funktionsstörungen im darunter liegenden Bereich (vom vierten Brustwirbel abwärts) verursachen neben stechenden Schmerzen die schon beschriebenen Erscheinungen wie Luftnot (typischerweise ein Einatemstopp) oder Druck im Brustkorb, gelegentlich auch Herzrhythmusstörungen. Dies kann, wie bereits erwähnt, subjektiv ähnlich dramatische Beschwerden verursachen wie eine Durchblutungsstörung des Herzmuskels (Angina pectoris oder Herzinfarkt).

Noch nicht erwähnt haben wir den vierten Halswirbel: Aus diesem Segment kommt der Zwerchfellnerv (N. phrenicus). Eine Funktionsstörung in diesem Bereich beeinflusst neben der Atmung die Lendenwirbelsäule und die Haltung, wie in Kap. 3.1 noch näher ausgeführt wird.

1.3 Zusammenhang zwischen Beschwerden, Haltung und Fehlbelastung

Die beschriebene klare Zuordnung von Symptomen zu bestimmten Wirbelsäulenregionen legt die Frage nahe, inwieweit strukturelle Veränderungen gefunden werden, die als Krankheitsursachen in Frage kommen. Wie sieht es also mit den „Bandscheiben“ und der so genannten „Abnutzung“ der Halswirbelsäule aus?

Wie bereits erwähnt, betrifft das Kopf-Nacken-Schulter-Syndrom zunehmend Personen, die nur geringer körperlicher Belastung ausgesetzt sind. Darüber hinaus hat die Halswirbelsäule mit dem Kopf eine, im Gegensatz zur Lendenwirbelsäule, nur geringe Last zu tragen. Abnutzungserscheinungen kommen vor, korrelieren jedoch nur in geringem Maß mit den Beschwerden. Mit anderen Worten, Betroffene mit häufigen und starken Nacken- und Kopfschmerzen weisen oft keine erkennbaren strukturellen Veränderungen auf (das Röntgenbild ist „in Ordnung“), während andererseits Personen mit deutlichen Strukturschäden (selbst nach Wirbelbrüchen) nahezu beschwerdefrei sein können.

Darüber hinaus sind Bandscheibenschäden der Halswirbelsäule viel seltener als im Lendenwirbelsäulenbereich, das Kopf-Nacken-Schulter-Syndrom tritt jedoch mit gleicher Häufigkeit wie der Kreuzschmerz auf.

Ähnlich wie beim Kreuzschmerz müssen Funktionsstörungen der kleinen Wirbelgelenke und der Muskulatur im Vordergrund unserer Betrachtungen stehen, wenn wir eine effektive Strategie zur Vorbeugung und Beseitigung der Beschwerden beim Kopf-Nacken-Schulter-Syndrom entwickeln wollen. Da auch bei sitzender Tätigkeit die Fehlhaltung (so genannte **Belastungshaltung**) zur einseitigen Belastung von Bändern, Sehnen und Gelenken führt, stehen aufrechte Haltung und Bewegungskoordination auch hier im Vordergrund (siehe Kap. 3.1). Gerade bei der Arbeit mit Tastatur und Maus spielt dies eine wichtige Rolle, wie folgendes Experiment zeigt:

Setzen Sie sich in „krummer Haltung" (Abb. 3a) auf einen Stuhl.

a) Krumme Haltung **b) Gerade Haltung**

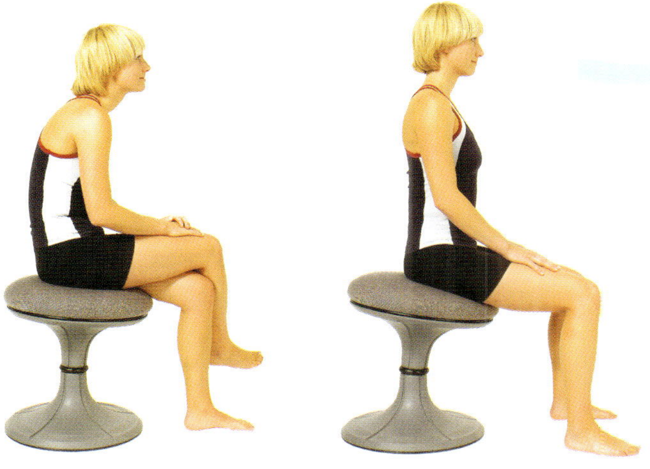

Abb. 3 a-b: Krumme und gerade Haltung

Verstärkt wird dies noch durch übergeschlagene Beine. Halten Sie Arme und Hände gerade nach vorn, die Ellbogen bilden einen rechten Winkel, die Handflächen zeigen zueinander. Eine andere Person drückt Ihre

Hände von außen zusammen, Sie versuchen, dies zu verhindern. Es wird Ihnen nur mit Mühe oder gar nicht gelingen.

Nun setzen Sie sich aufrecht mit auf den Boden aufgestellten Füßen auf Ihren Stuhl (Abb. 3b). Versuchen Sie jetzt, das Zusammendrücken Ihrer Handflächen zu verhindern. Sie werden sehen, es gelingt Ihnen diesmal.

Warum? Weil die Muskulatur jetzt in ihrer „Funktionskette" arbeiten kann. Sie führen die Bewegung nicht nur mit dem Unterarm, sondern unter Beteiligung von Schulter- und Rückenmuskulatur aus und vermeiden damit die einseitige Überlastung der Unterarmmuskulatur. Dieses Beispiel zeigt die Bedeutung der richtigen Haltung, nicht nur für die Lendenwirbelsäule, sondern auch für die Beweglichkeit der Arme und Hände und damit für die Entstehung wie auch die Vermeidung des Kopf-Nacken-Schulter-Syndroms.

Den wesentlichen Einflussfaktor auf das Kopf-Nacken-Schulter-Syndrom stellt jedoch die chronische Verspannung im Schulter-Nacken-Bereich dar. Bei den meisten sitzenden Tätigkeiten, insbesondere bei der Bildschirmarbeit, müssen Hände und Finger Präzisionsarbeit leisten, um der Arbeitsanforderung gerecht zu werden. Vor allem Maussymbole, die angeklickt werden müssen, werden immer kleiner, die Reaktionszeit des Computers immer kürzer, sodass an die Feinkoordination immer höhere Anforderungen gestellt werden.

Dafür ist eine Daueranspannung der Nackenmuskulatur notwendig, das „Feststellen" von Nacken und Schultern, um ein Zittern der Hand zu unterdrücken. Hierzu findet eine gleichzeitige Anspannung der natürlicherweise abwechselnd arbeitenden Muskulatur statt (Ko-Kontraktion von Agonisten und Antagonisten).

Diese Daueranspannung führt zum Abdrücken von kleinen Blutgefäßen und zu einer nachfolgenden Minderdurchblutung des Muskels und damit zum Entstehen von Verkürzungen und muskulären Triggerpunkten, wie in Kap. 3.3 ausführlich dargestellt wird. Die Folgen davon sind einerseits Nacken- und Kopfschmerzen, andererseits das bereits beschriebene „Engesyndrom der oberen Brustkorböffnung".

Kurz zusammengefasst, stellt beim Kopf-Nacken-Schulter-Syndrom nicht die Schwäche der Hals- und Nackenmuskulatur das Hauptproblem dar, sondern die Verspannung mit daraus resultierendem Koordinations- und Kraftverlust. Folgerichtig stehen im Mittelpunkt des folgenden Übungsteils nicht Übungen zur Kräftigung der Muskulatur, sondern zur Spannungsverminderung, zur Durchblutungsverbesserung und zur Wiederherstellung des muskulären Gleichgewichts, ergänzt durch Übungen zur Koordinationsverbesserung und zur Erarbeitung der aufrechten Körperhaltung.

1.4 Was haben die Beschwerden mit Stress und Verhaltensstrategien zu tun?

Stress im Rahmen der zunehmenden Beschleunigung und Komplexität der Arbeitsprozesse stellt einen nicht zu unterschätzenden Faktor bei der Entstehung und Unterhaltung des Kopf-Nacken-Schulter-Syndroms dar. Auf die Physiologie der Stressreaktionen wird in Kap. 4 ausführlich eingegangen. Deshalb soll hier nur eine Kurzdarstellung erfolgen.

Stress ist eine Anpassungsreaktion des Körpers an eine akute Alarmsituation („kämpfe oder fliehe"). Im Interesse des Überlebens wird innerhalb kürzester Zeit die Bereitschaft zur Reaktion hergestellt. Unter dem Einfluss von Stresshormonen steigt neben Blutdruck, Blutzucker und Aufmerksamkeit momentan die muskuläre Grundspannung. Gleichzeitig wird durch die Ausschüttung körpereigener Morphine (Endorphine) die Schmerzwahrnehmung unterdrückt. Daraus resultiert eine Verschlechterung der Muskeldurchblutung, die aber auf Grund der Endorphinausschüttung nicht als Schmerz wahrgenommen wird. Erst in der nachfolgenden Erschöpfungsphase tritt der so genannte **Entspannungsschmerz** auf. So bekommt man beispielsweise Kopfschmerzen am Wochenende nach einer anstrengenden Arbeitswoche.

Diese Stressreaktion, die kurzfristig durch das Hormon Adrenalin, bei länger dauerndem Stress durch Kortison getragen wird, stellt eine wichtige Überlebensstrategie dar. Dauerstress wirkt jedoch unweigerlich krank machend mit vielfältigen Folgen, von denen im Rahmen dieses Ratgebers die Verstärkung und Chronifizierung des Kopf-Nacken-Schulter-Syndroms von Bedeutung ist.

Ein Übungsprogramm für die Halswirbelsäule kann folgerichtig nur erfolgreich sein, wenn es ergänzt wird durch Maßnahmen zur Stressbewältigung und Entspannung (Entspannungsverfahren). Diesem Thema ist Kap. 4 gewidmet.

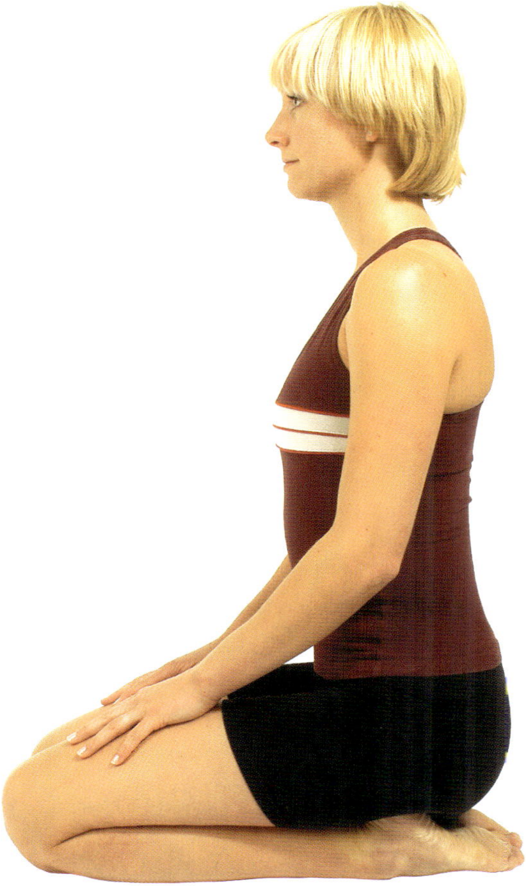

Merke:

Die Hauptursache des Kopf-Nacken-Schulter-Syndroms liegt in der chronischen Verspannung der Muskulatur mit nachfolgendem Koordinationsverlust, die durch Stress verstärkt wird. Sinnvolle Maßnahmen, um dieses Problem positiv beeinflussen zu können, sind Übungen zur muskulären Entspannung und Koordinationsverbesserung, ergänzt durch Stressmanagement und Entspannungsverfahren.

2 Übungsteil

2.1 Die aufrechte Körperhaltung – Ausgangsstellung für alle Übungen im Sitzen und aus dem Stand

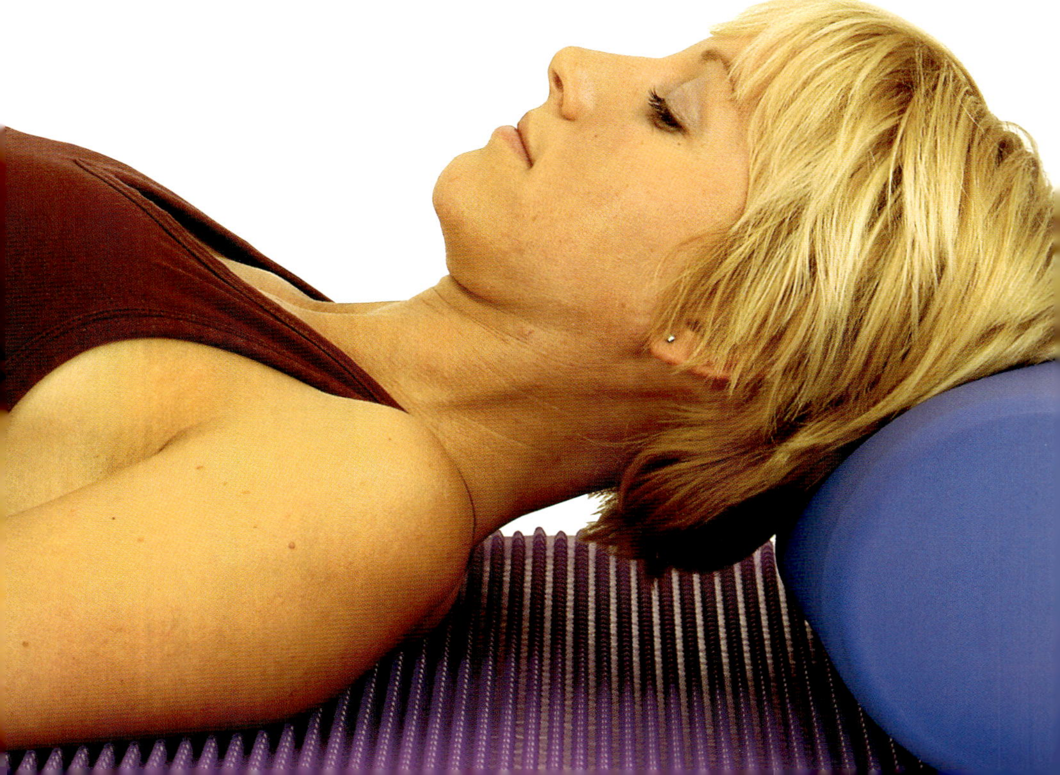

Als Grundlage aller folgenden Übungen soll hier die Erarbeitung der aufrechten Körperhaltung beschrieben werden. Ein Spiegel kann zur Kontrolle herangezogen werden.

Wir beginnen mit der Aufrichtung im Sitzen.

Die aufrechte Körperhaltung im Sitzen lässt sich am besten auf dem Gymnastikball erarbeiten. Die Größe des Balls soll so bemessen sein, dass die Füße bis zu den Fersen fest auf dem Boden stehen können. Hierbei zeigen die Knie und Fußspitzen in einem Winkel von 20-30° nach außen. Die Oberschenkel sollen leicht abwärts geneigt sein. Die „Erdung“ durch die Füße ist besonders wichtig, da die Füße eines der wichtigsten Rezeptorenfelder im Körper darstellen, wie im Kapitel über den „kurzen Fuß“ (Kap. 2.9) noch ausführlich beschrieben wird.

Das Becken ist leicht nach vorn gekippt, weder in rückgekippter Stellung noch in Hohlkreuzstellung (Hyperlordose). Die Brustwirbelsäule ist aufgerichtet (bis etwa zum fünften Brustwirbel), das Brustbein ist gehoben, als wollte man stolz einen Orden zur Schau stellen. Das Kinn wird etwas herangezogen, der Blick ist nach vorn gerichtet. In dieser Stellung kann man ein Buch oder einen Krug auf dem Kopf balancieren.

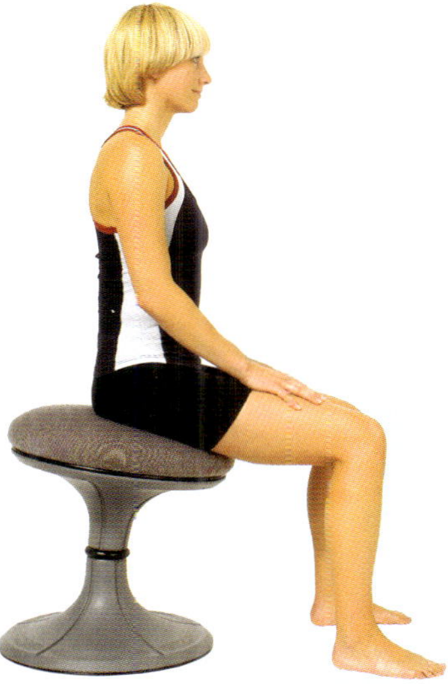

Abb. 4: Richtige Sitzhöhe

Die Rundung des Balls erleichtert die korrekte Beckenkippung, eine leichte Vor- und Rückwärtsbewegung des Balls fördert die aktive Wahrnehmung der Beckenstellung. Hat man keinen Ball zur Verfügung, setzt man sich auf die Vorderkante eines Stuhls, der eventuell durch ein Kissen erhöht werden muss. Idealerweise verwendet man dazu einen Keil (Sanitätsgeschäft), sodass die Sitzfläche leicht nach vorn abfällt. Als Alternative zum Gymnastikball bietet sich auch die Verwendung eines Ballkissens an, das, auf die Sitzfläche des Bürostuhls gelegt, Beckenkippung und dynamisches Sitzen ermöglicht.

Die Aufrichtung im Stand erfolgt analog:

Die Füße werden hüftbreit auseinander auf dem Boden aufgestellt, die Fußspitzen zeigen ganz leicht nach außen. Die Knie sollen etwas gebeugt sein (dynamisch) und ebenfalls leicht nach außen zeigen.

Zum Erspüren der **richtigen** Beckenkippung eignet sich folgende Übung:

Man stellt sich vor, man muss eine Kiste auf einen sehr hohen Schrank legen und hebt dazu die Arme (mit oder ohne Kiste) über den Kopf. Jetzt wird abwechselnd das Becken nach hinten gekippt (aufgehobene Lendenwirbelsäulenkrümmung) bzw. ein Hohlkreuz gemacht (Hyperlordose). In der Mitte zwischen diesen beiden Extremen liegt die Stellung, in der man die Kiste am höchsten heben kann – dies ist die richtige Beckenstellung für eine vollständige Aufrichtung der Wirbelsäule. Diese Wahrnehmungsübung sollte man bis zum sicheren Erspüren der richtigen Beckenkippung täglich wiederholen.

Bei allen folgenden Übungen sollen die Hände offen, d. h. in Streckstellung sein. Das Greifen eines Gegenstandes (Stab, Theraband, Ball) aktiviert automatisch das Beugemuster der Muskulatur (siehe Kap. 3.1) und arbeitet damit der aktiven Aufrichtung entgegen. Die Ellbogen sollen ebenso wie die Kniegelenke bei allen Übungen etwa in 5-10° Beugung belassen werden (dynamisch).

2.2 Übungen zur Entspannung der Nacken- und Brustmuskulatur

Das Funktionsprinzip unserer Muskulatur ist ein dynamischer Wechsel zwischen An- und Entspannung. Dabei verstärkt in der Regel die Einatmung die muskuläre Anspannung, während Ausatmung die Entspannung begünstigt. Alle Entspannungsübungen werden deshalb nach dem Prinzip der **postisometrischen Relaxation (PIR)** durchgeführt:

1. Den verspannten Muskel leicht anspannen (minimale Kraftentwicklung).
2. Spannung halten für 10 Sekunden, tief einatmen.
3. Ausatmen, Spannung lösen.
4. Entspannen für 10-20 Sekunden, in Dehnstellung gehen.

Alle Übungen 3-4 x wiederholen.

Im Halsmuskelbereich eignet sich die Augenbewegung (Blickwendung nach rechts oder links bzw. oben oder unten) in Verbindung mit der Atmung für die PIR. Atmen Sie dabei langsam ein und aus, holen Sie erst wieder Luft, wenn Sie das Bedürfnis dazu spüren. Die Ausatmung soll 2-3 x so lang wie die Einatmung sein. Die Übungen werden 5-6 Atemzüge lang wiederholt.

Bei Schwierigkeiten in der Übungsausführung empfehlen wir, die Übungen zunächst mit einem Therapeuten einzuüben.

Merke:

Warum funktionieren Dehnübungen, bei denen gefedert wird, nicht? Beim Federn geschieht dasselbe, wie wenn Ihr Arzt bei Ihnen die Reflexe prüft. Beim Klopfen mit dem Reflexhammer auf die Sehne (z. B. am Knie) werden die Dehnungsrezeptoren der Sehne gereizt. Der Muskel beantwortet dies mit einer Kontraktion (Muskelreflex). Das Federn führt somit nicht zu einer Entspannung, sondern zu einer Anspannung des Muskels.

Führen Sie keine ruckartigen oder federnden Bewegungen aus, sondern bemühen Sie sich um eine langsame und kontrollierte Übungsausführung (z. B. mit der Schwerkraft in die Dehnstellung sinken lassen).

Einige Übungen sind aus dem Bereich des Yoga entlehnt und als solche gekennzeichnet. Viele dieser Übungen folgen ebenfalls dem Prinzip der postisometrischen Relaxation.

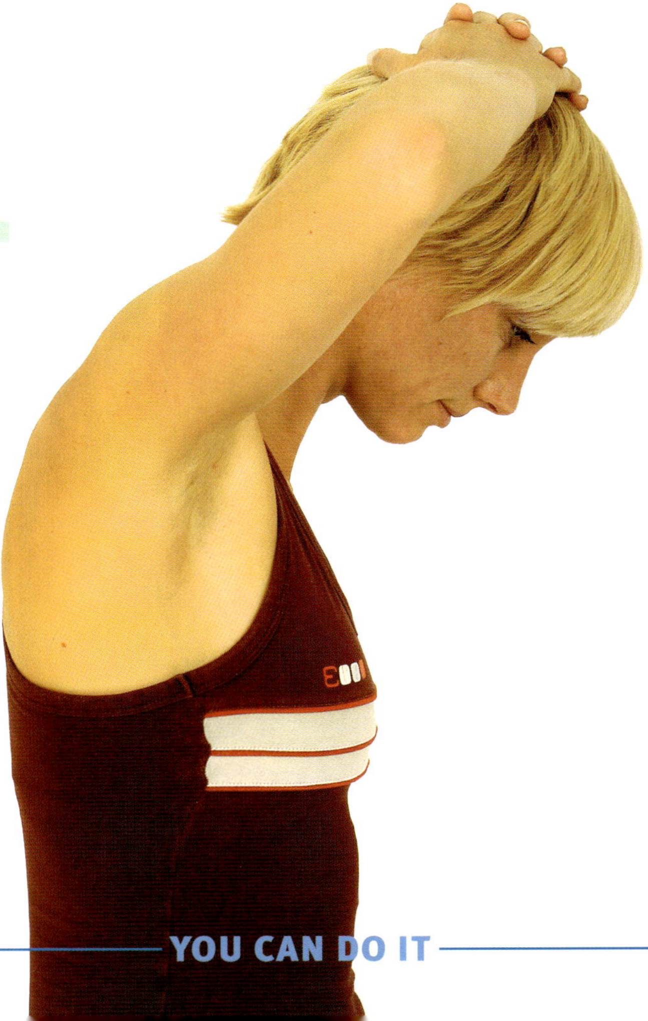

Übung 1

Entspannung des Kapuzenmuskels

Ausgangsposition: Aufrechter Sitz.

Neigen Sie den Kopf zu Ihrer rechten Schulter und legen Sie die rechte Hand auf den Scheitel. Stellen Sie sich vor, auf Ihrer linken Schulter sitzt ein Schmetterling. Heben Sie also ganz leicht die linke Schulter an und halten Sie die Spannung 10 Sekunden. Lassen Sie die linke Schulter mit der Ausatmung absinken, der Kopf sinkt mit der Schwerkraft nach rechts. Wiederholen Sie die Übung 2-3 x. Die rechte Hand hält den Kopf nur, ziehen Sie keinesfalls am Kopf. Anschließend führen Sie die Übung zur linken Seite aus.

Variante:

Blicken Sie anstelle der Schulterhebung beim Einatmen in Richtung Ihrer Stirn, beim Ausatmen zum Kinn. Bewegen Sie den Kopf dabei nicht. Wiederholen Sie dies 5-6 Atemzüge lang und führen Sie die Übung anschließend zur Gegenseite aus.

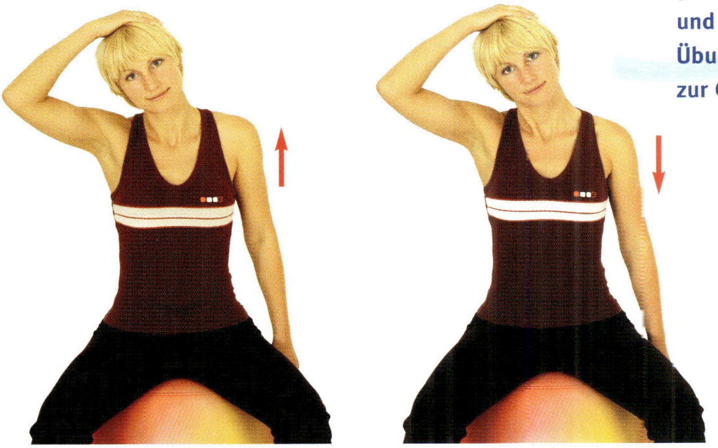

Abb. 5 a-b: Entspannung des Kapuzenmuskels

Wirkung/Feedback:

- Entspannung des Kapuzenmuskels (M. trapezius).
- Ziehen an der linken bzw. rechten Halsseite von der oberen Halswirbelsäule bis zur Schulter.

Übung 2

Entspannung des Schulterblatthebers

Ausgangsposition: Aufrechter Sitz.

Neigen Sie den Kopf nach vorn rechts, als ob Sie unter Ihre Achsel schauen wollten. Legen Sie die rechte Hand von vorn auf den Scheitel. Blicken Sie beim Einatmen in Richtung Ihrer Stirn, ohne den Kopf zu heben (Schulterblattheber spannt an). Wenden Sie beim Ausatmen den Blick nach unten in Richtung Ihres Kinns und lassen Sie den Kopf mit der Schwerkraft nach unten sinken (Schulterblattheber entspannt). Atmen Sie ruhig, ziehen Sie nicht am Kopf. Wiederholen Sie die Blickwendung 5-6 x mit jedem Atemzug. Anschließend führen Sie die Übung nach links aus.

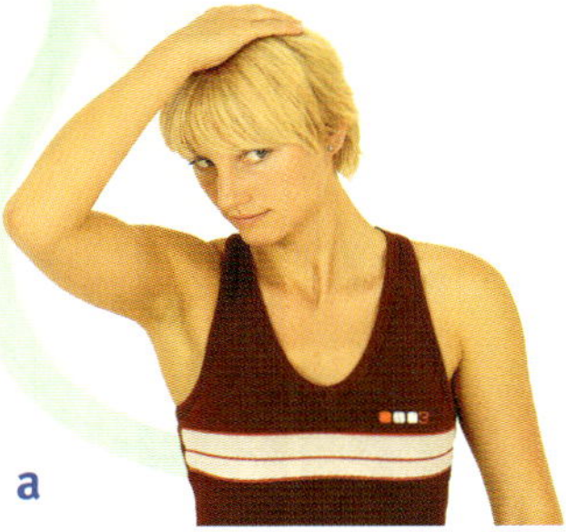

a

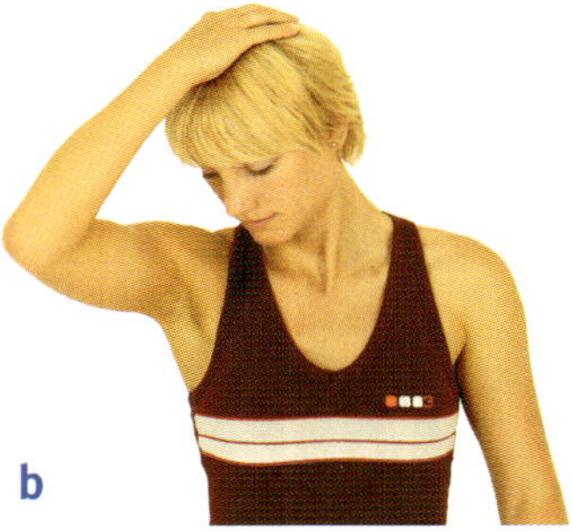

b

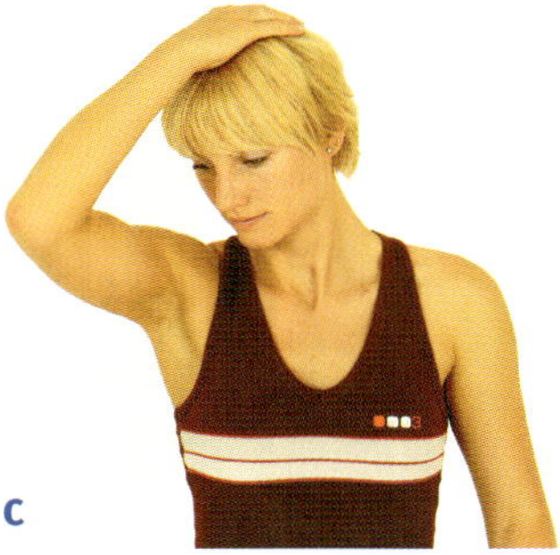

c

Wirkung/Feedback:

- Entspannung des Schulterblatthebers (M. levator scapulae).
- Ziehen links bzw. rechts entlang der Halswirbelsäule vom zweiten/dritten Halswirbel bis zum oberen Schulterblattwinkel.

Abb. 6 a-c: Entspannung des Schulterblatthebers

Übung 3

Entspannung der langen Nackenstrecker

Ausgangsposition: Aufrechter Sitz.

Verschränken Sie die Hände hinter dem Hinterkopf und neigen Sie das Kinn auf die Brust. Blicken Sie beim Einatmen in Richtung Ihrer Stirn, ohne den Kopf zu heben (Nackenstrecker spannt an). Wenden Sie beim Ausatmen den Blick nach unten in Richtung Ihres Kinns und lassen Sie den Kopf mit der Schwerkraft nach unten sinken (Nackenstrecker entspannt). Wiederholen Sie die Übung 5-6 x.

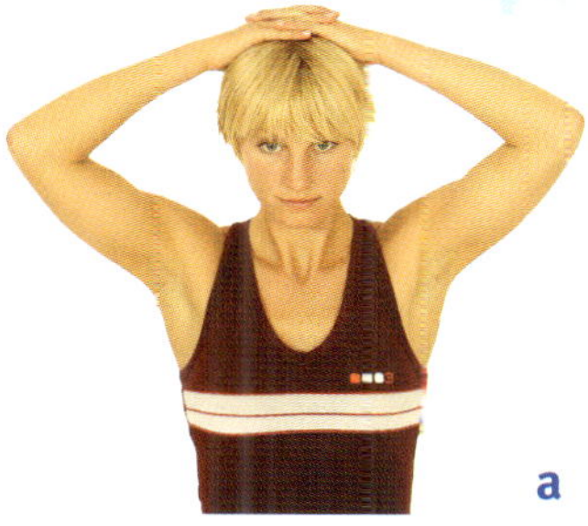

a

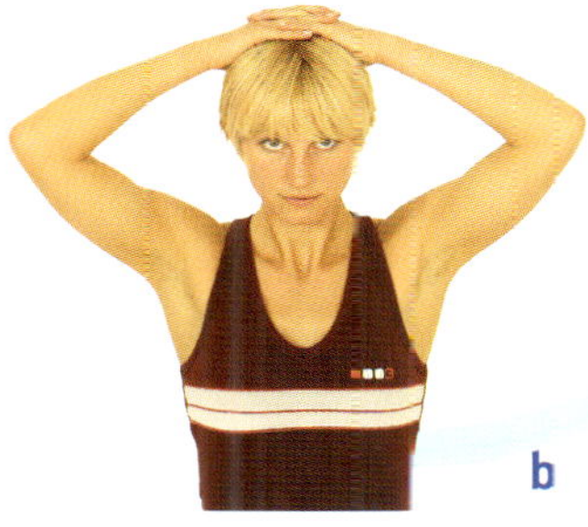

b

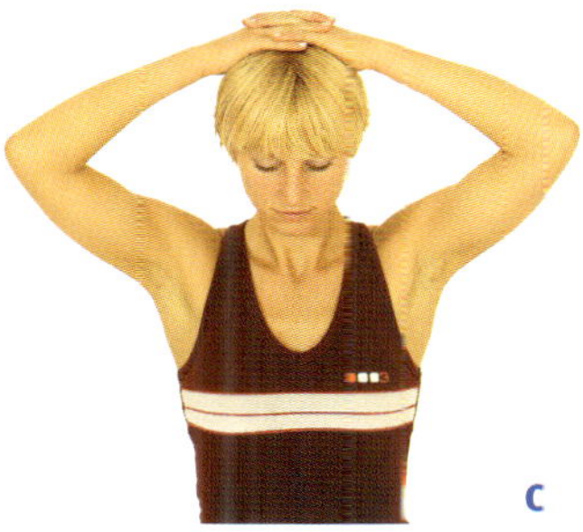

c

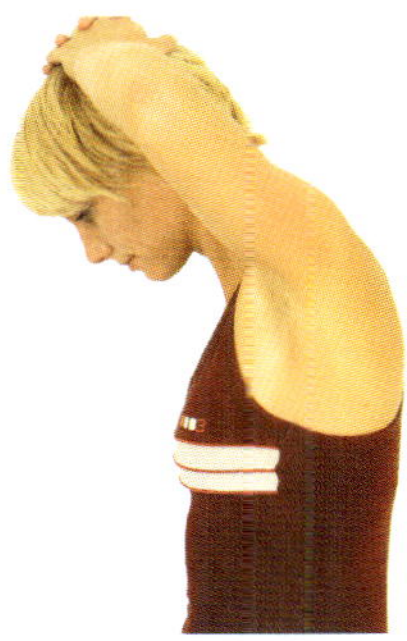

d

Wirkung/Feedback:

- Entspannung der langen Nackenstrecker (M. longus capitis; M. longus colli).
- Ziehen an der Rückseite des Halses bis in die obere Brustwirbelsäule.

Abb. 7 a-d: Entspannung der langen Nackenstrecker

Übung 4

Entspannung des Brustwirbelsäulenstreckers

Ausgangsposition: Aufrechter Sitz.

Verschränken Sie die Hände hinter dem Nacken und neigen Sie das Kinn auf die Brust.

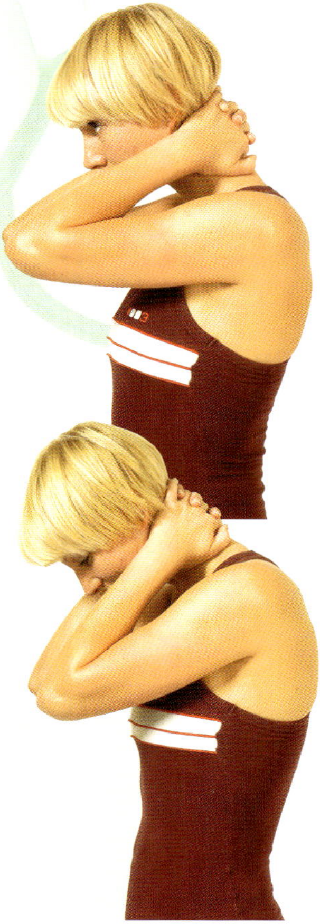

Abb. 8 a-b:
Entspannung des Brustwirbelsäulenstreckers

Neigen Sie sich weiter nach vorn (Katzenbuckel), bis Sie ein Ziehen in der Brustwirbelsäule verspüren. Blicken Sie nun beim Einatmen in Richtung Ihrer Stirn, ohne den Kopf zu heben (Brustwirbelsäulenstrecker spannt an). Wenden Sie beim Ausatmen den Blick nach unten in Richtung Ihres Kinns und lassen Sie den Kopf mit der Schwerkraft nach un- ten sinken (Brustwirbelsäulenstre- cker entspannt). Wiederholen Sie die Übung 5-6 x. Diese Übung können Sie mit unterschiedlich starker Vorneigung mehrmals wiederholen, um langstreckige Verspannungen zu lösen.

Wirkung/Feedback:

- Entspannung der langen Brustwirbelsäulenstrecker (M. erector spinae thoracalis).
- Lösen von Vorneigeblockierungen der Brustwirbelsäule.
- Ziehen entlang der Wirbelsäule.

Übung 5

Entspannung der seitlichen Halsmuskeln (Mm. scaleni)

Ausgangsposition: Aufrechter Sitz.

Legen Sie die Handfläche Ihrer rechten Hand an das rechte Ohr. Der Ellbogen zeigt waagerecht zur Seite. Drücken Sie mit geringer Kraft das Ohr in die Hand (nicht die Hand ans Ohr). Halten Sie die Spannung 10 Sekunden. Lassen Sie den Arm anschließend locker herunterhängen. Entspannen Sie 10 Sekunden. Wiederholen Sie die Übung 3 x. Führen Sie die Übung anschließend mit der linken Hand am linken Ohr aus.

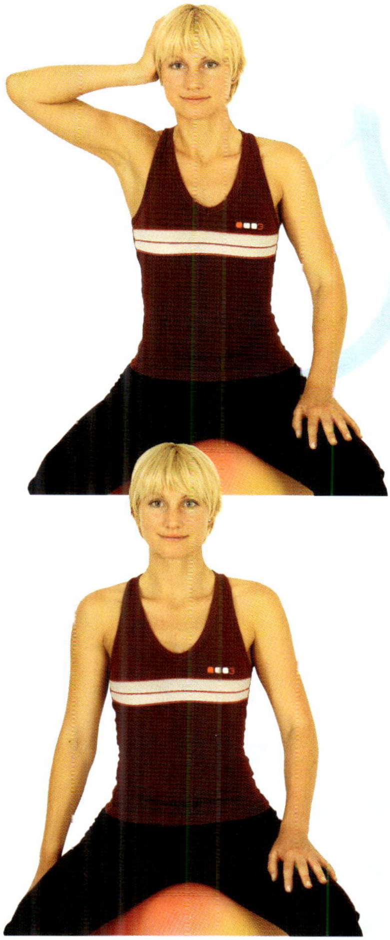

Abb. 9 a-b:
Entspannung der seitlichen Halsmuskeln

Wirkung/Feedback:

- Entspannung der seitlichen Halsmuskeln (Mm. scaleni).
- Lösen von Blockierungen der ersten Rippe.
- Entlastung der Armnerven und der Lymphgefäße des Arms.

Übung 6

Entspannung des Brustmuskels am Rippenansatz

Ausgangsposition: Aufrechter Sitz.

Legen Sie vor der Brust Ihre Handflächen aneinander, die Ellbogen zeigen zur Seite. Drücken Sie mit geringer Kraft die Handflächen gegeneinander (als ob Sie ein rohes Ei zwischen den Händen hätten) und halten Sie die Spannung 10 Sekunden. Legen Sie anschließend für 10 Sekunden die Hände locker auf dem Oberschenkel ab. Wiederholen Sie die Übung 3 x. Führen Sie diese Übung mehrmals aus, indem Sie die Hände in unterschiedlicher Höhe vor der Brust halten. Die Höhe entspricht jeweils dem Rippenpaar, an dem dieser Teil des Brustmuskels ansetzt. Während der Übungsausführung bitte nicht die Luft anhalten, sondern normal weiteratmen.

Wirkung/Feedback:

- Entspannung des Brustmuskels (M. pectoralis major) in seinen verschiedenen Abschnitten.
- Lösen von Rippenblockierungen am Brustbeinansatz.

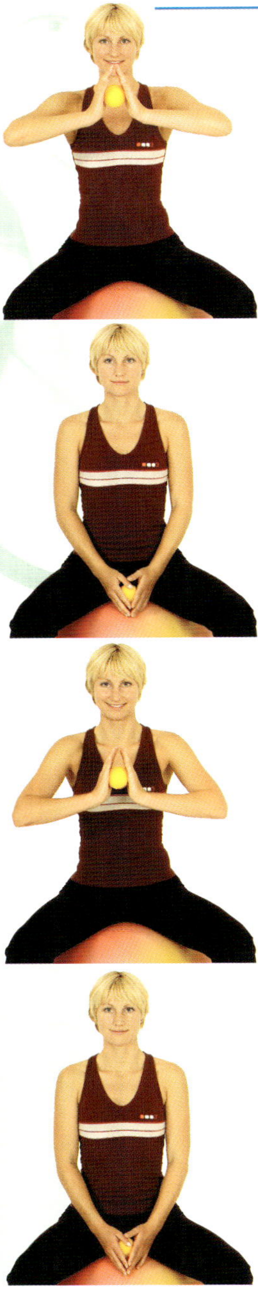

Abb. 10 a-d: Entspannung des Brustmuskels am Rippenansatz

Übung 7

Entspannung der kurzen Nackenstrecker

Ausgangsposition: Rückenlage mit angestellten Beinen.

Legen Sie unter den Hinterkopf (nicht Halswirbelsäule) eine dicke Rolle (z. B. Nackenrolle, zusammengerolltes Handtuch). Lassen Sie das Kinn auf die Brust sinken. Schauen Sie beim Einatmen in Richtung Ihrer Stirn, ohne den Kopf zu heben. Wenden Sie beim Ausatmen den Blick nach unten in Richtung Ihres Kinns und lassen Sie den Hals Richtung Unterlage durchsinken. Stellen Sie sich die Entspannung bewusst vor, spüren Sie die Verlängerung Ihrer Nackenmuskeln. Wiederholen Sie die Übung 5-6 x.

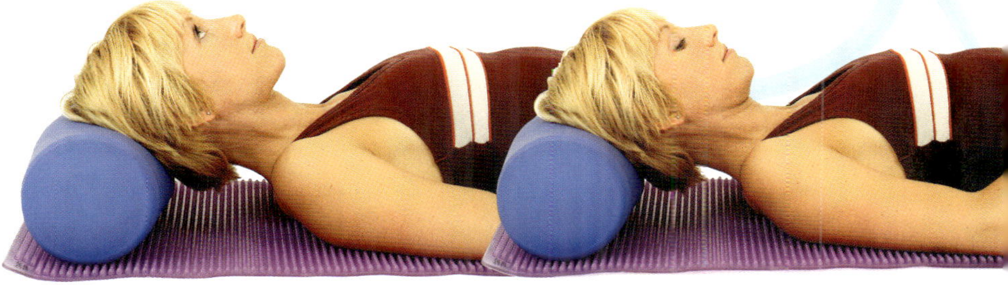

Abb. 11 a-b: Entspannung der kurzen Nackenstrecker

Wirkung/Feedback:

- Entspannung der kurzen Nackenstrecker (M. rectus capitis minor et posterior major; M. obliquus capitis superior et inferior).
- Lösen von Kopfgelenkblockierungen.
- Ziehen im oberen Halsmuskelbereich.

Übung 8

Entspannung des Brustmuskels im Liegen

Ausgangsposition: Rückenlage mit angestellten Beinen an der Kante einer Liege oder eines Sofas.

Diese Übung wird in drei „Etagen" durchgeführt, um alle drei Anteile des Brustmuskels zu erreichen.

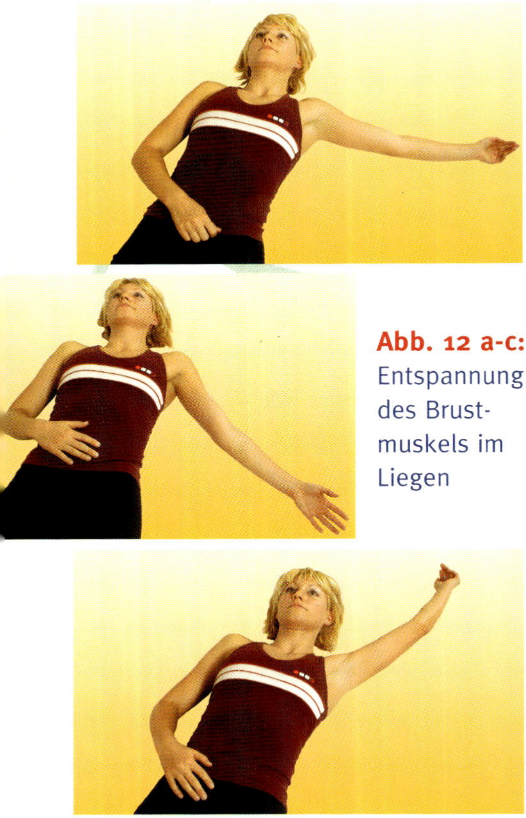

Abb. 12 a-c: Entspannung des Brustmuskels im Liegen

Beginnen Sie mit dem Abspreizen des rechten gestreckten Arms in 90°-Position. Lassen Sie den Arm so weit wie möglich fallen. Stellen Sie sich nun vor, Sie würden den Arm anheben. Diese Anspannung halten Sie 10 Sekunden, dann tief einatmen und mit der Ausatmung den Arm fallen lassen. Die Übung 2-3 x wiederholen.

Jetzt spreizen Sie den Arm schräg nach unten ab (45°). Stellen Sie sich wieder vor, Sie würden den Arm anheben, halten Sie die Spannung 10 Sekunden, atmen tief ein und lassen mit der Ausatmung den Arm fallen. Die Übung 2-3 x wiederholen.

Jetzt spreizen Sie den Arm schräg nach oben ab (135°). Stellen Sie sich wieder vor, Sie würden den Arm anheben, halten Sie die Spannung 10 Sekunden, atmen tief ein und lassen mit der Ausatmung den Arm fallen. Die Übung 2-3 x wiederholen.

Wiederholen Sie jetzt die ganze Übungsfolge mit dem linken Arm an der anderen Sofakante.

Wirkung/Feedback:

- Entspannung des Brustmuskels (M. pectoralis major).
- Ziehen im oberen oder mittleren Brustkorbbereich.

Übung 9

Entspannung des Brustmuskels im Stehen

Ausgangsposition: Stand in Schrittstellung neben dem Türpfosten, türseitiges Bein hinten.

Suchen Sie sich einen Türpfosten oder nutzen Sie diese Übung als Partnerübung.

Diese Übung wird in drei „Etagen" durchgeführt, um alle drei Anteile des Brustmuskels zu erreichen.

Halten Sie den linken Arm in „Händehochstellung" (der Arm ist im Schulter- und Ellbogengelenk jeweils 90° gebeugt). Drücken Sie den Unterarm leicht gegen den Türpfosten. Diese Anspannung halten Sie 10 Sekunden. Mit der Ausatmung die Spannung lösen und das Körpergewicht vermehrt auf den vorderen Fuß verlagern. Die Übung 2-3 x wiederholen.

Wiederholen Sie die Übung mit schräg nach unten (45°) und schräg nach oben (135°) abgespreiztem Arm.

Führen Sie jetzt die ganze Übungsfolge mit dem rechten Arm aus.

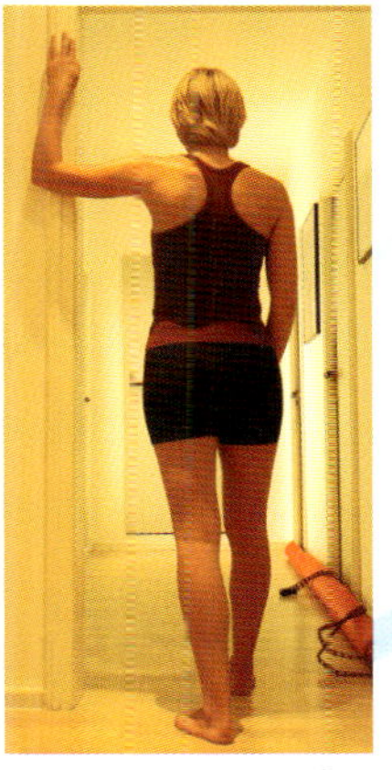

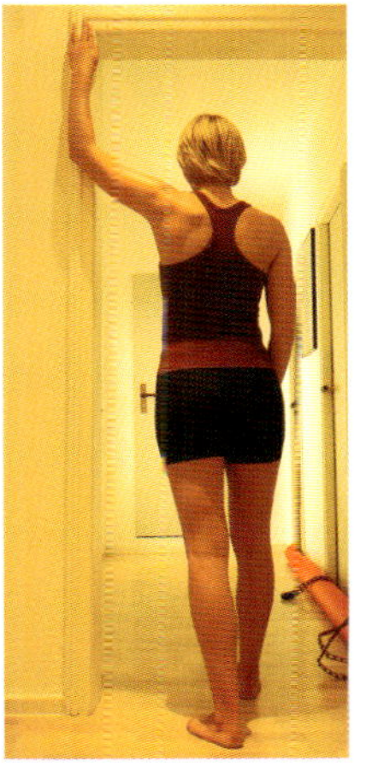

Abb. 13 a-b: Entspannung des Brustmuskels im Stehen

Wirkung/Feedback:

- Entspannung des Brustmuskels (M. pectoralis major).
- Ziehen im oberen oder mittleren Brustkorbbereich.

Entspannung des Oberarmstreckers

Ausgangsposition: Stand oder aufrechter Sitz.

Führen Sie den im Ellbogengelenk angewinkelten rechten Arm nach oben, so weit wie möglich hinter den Kopf. Ergreifen Sie dann mit der linken Hand den rechten Ellbogen. Drücken Sie leicht Ihren rechten Ellbogen gegen die linke Hand.

Die Anspannung 10 Sekunden halten, tief einatmen und beim Ausatmen führen Sie den rechten Ellbogen mit der linken Hand weiter in die Dehnstellung. Führen Sie die Übung nun mit dem linken Arm aus.

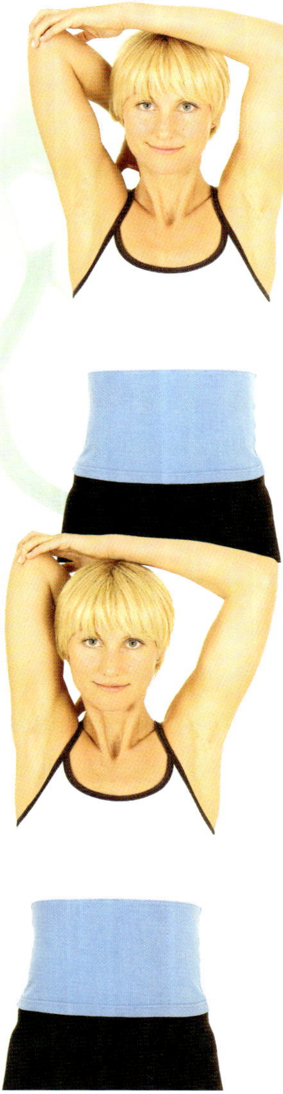

Abb. 14 a-b: Entspannung des Oberarmstreckers

Wirkung/Feedback:

- Entspannung des Oberarmstreckers (M. triceps brachii).
- Ziehen an der Oberarmrückseite.

Übung 11

Brustdehnung (Yoga)

Ausgangsposition: Aufrechter Stand, Arme locker neben dem Körper.

Heben Sie die Arme nach vorn in die Waagerechte, die Handflächen sind nach außen gerichtet. Drehen Sie die Arme in einem weiten Kreis langsam nach hinten, bis die Hände sich fassen können. Neigen Sie den Oberkörper bei gefassten Händen nach hinten – 10 Sekunden halten (3-4 Atemzüge). Neigen Sie sich anschließend so weit wie möglich nach vorn.

Weiteratmen (4-5 Atemzüge), entspannen, nicht nachfedern (2 x wiederholen).

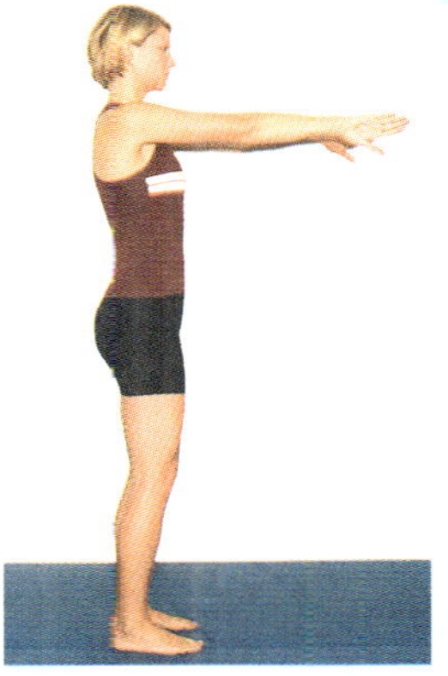

Variante:

Stellen Sie bei der dritten und vierten Wiederholung beim Vorneigen das rechte bzw. linke Bein um eine Schrittlänge nach vorn.

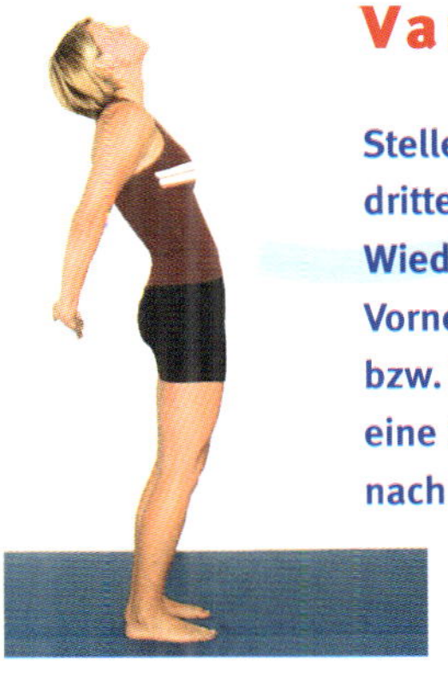

Wirkung/Feedback:

- Entspannung der Brustmuskulatur.
- Entspannung und Kräftigung der Rückenmuskulatur.
- Ziehen entlang der Wirbelsäule.

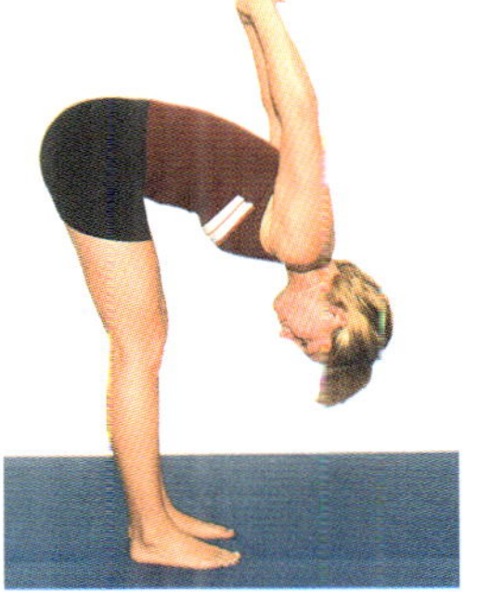

Abb. 15 a-c: Brustdehnung

Übung 12

Katzenbuckel

Ausgangsposition: Vierfüßlerstand; Knie und Hände parallel nebeneinander.

Machen Sie abwechselnd einen Katzenbuckel und ein leichtes Hohlkreuz (Pferderücken, nicht Hängebauchschwein), wechseln Sie dabei ganz langsam und fließend zwischen diesen beiden Stellungen.

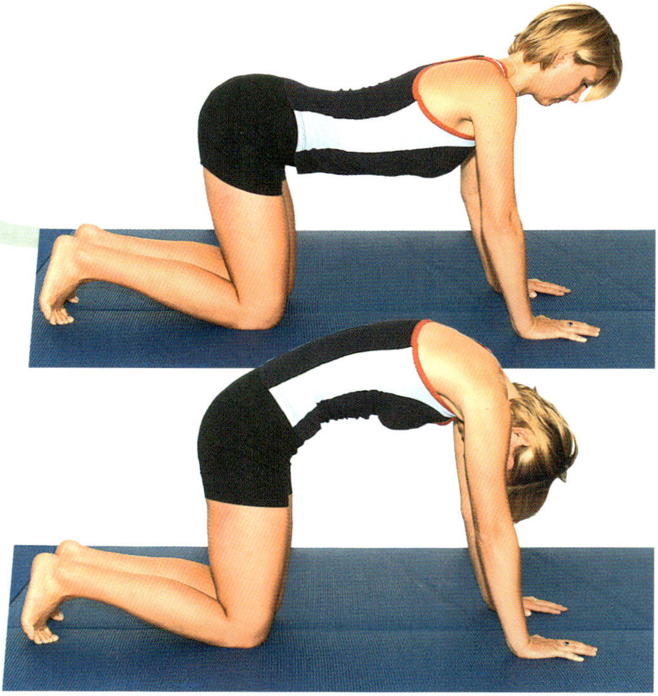

Abb. 16 a-b: Katzenbuckel

Wirkung/Feedback:

- Entspannung der Rückenmuskulatur.
- Wahrnehmung der Beckenkippung.

Übung 13

Schnecke

Ausgangsposition: Vierfüßlerstand; Knie und Hände parallel nebeneinander.

Schwerpunktverlagerung nach hinten, sodass sich das Gesäß den Fersen annähert. (Die Schnecke zieht sich in ihr Haus zurück.) Die Arme bleiben gestreckt, während die Hände an Ort und Stelle bleiben. Zur Entspannung die Ellbogengelenke leicht beugen.

Variante:

Dickes Kissen zwischen Ober- und Unterschenkel zur Entlastung der Knie verwenden.

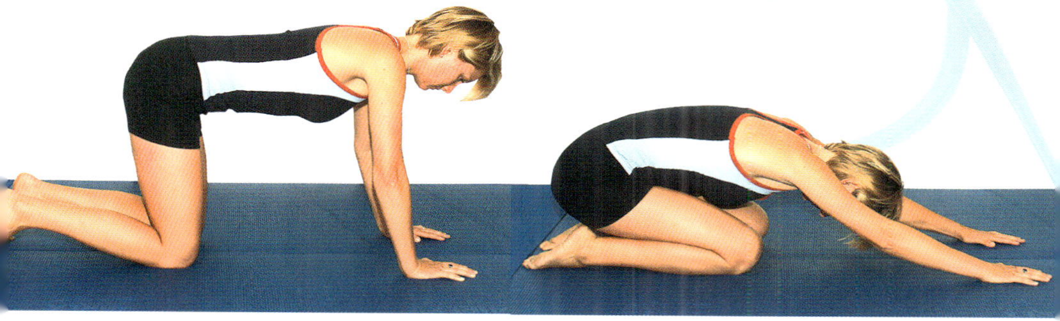

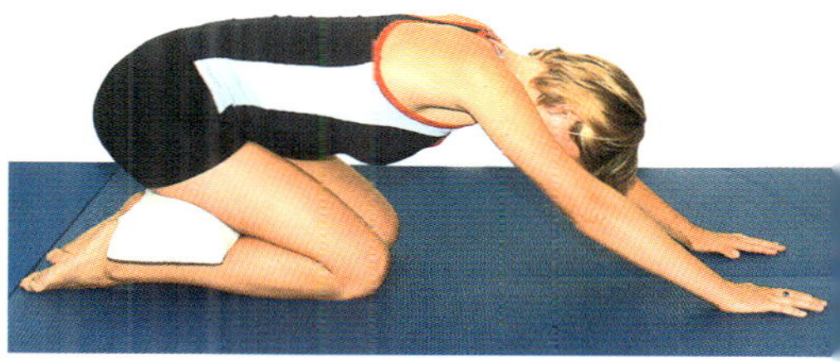

Abb. 17 a-c: Schnecke

Wirkung/Feedback:

- Entspannung der Rückenmuskulatur vom Nacken bis zum Kreuz (Ganzkörperentspannung).
- Vertiefung der Atmung.

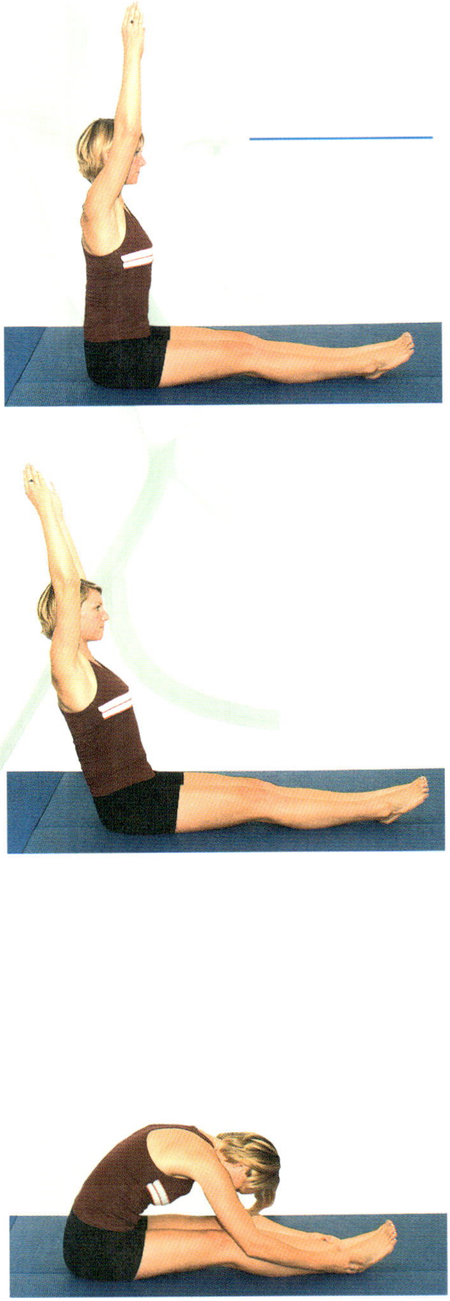

Übung 14

Rückendehnung (Yoga)

Ausgangsposition:
Strecksitz; Arme über den Kopf heben.

Den aufrechten Oberkörper etwas nach hinten neigen und 10 Sekunden in dieser Position bleiben. Dann Oberkörper und Arme nach vorn auf die gestreckten Beine neigen, eventuell legen, dabei das Kinn auf die Brust nehmen. Bewusst ausatmen und entspannen.

Bei den folgenden 4-5 Atemzügen bewusst weiter in die Entspannung „fallen" lassen. Kein aktives Nachfedern!

Abb. 18 a-c:
Rückendehnung

Wirkung/Feedback:

- Entspannung der gesamten Rückenmuskulatur vom Nacken bis zum Kreuz sowie der Kniebeuger und Wadenmuskulatur.
- Ziehen entlang der Wirbelsäule vom Nacken bis in die Waden.

Übung 15

Einfacher Drehsitz (Yoga)

Ausgangsposition: Strecksitz.

Stellen Sie den rechten Fuß über das linke Knie, greifen Sie mit der linken Hand über das rechte Knie hinweg das linke Knie (linker Ellbogen und rechtes Knie liegen mit ihren Außenseiten aneinander).

Stellen Sie nun den rechten Arm hinter Ihren Körper und drehen Sie den Kopf und Oberkörper nach rechts, sodass Sie über Ihre rechte Schulter nach hinten schauen. Diese Position 20 Sekunden halten, dabei weiteratmen und bewusst entspannen.

Analog Übung für die linke Seite. 2-3 x je Seite.

Wirkung/Feedback:

- Entspannung der seitlichen Rücken- und Gesäßmuskulatur rechts/links.
- Ziehen an der Gesäßaußenseite rechts.

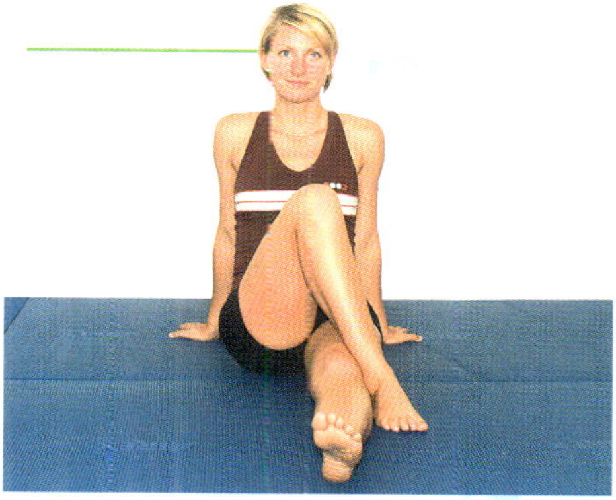

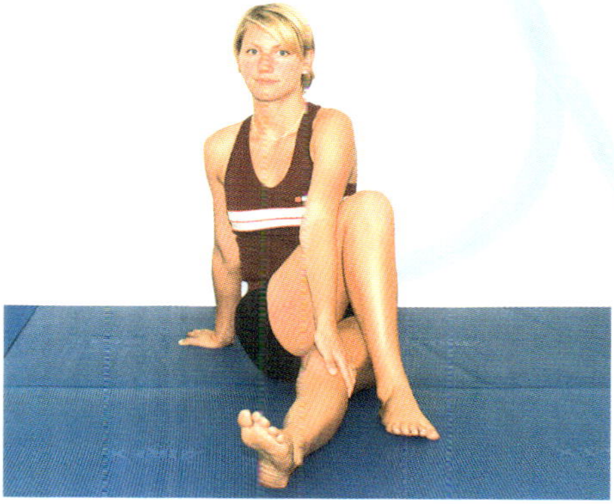

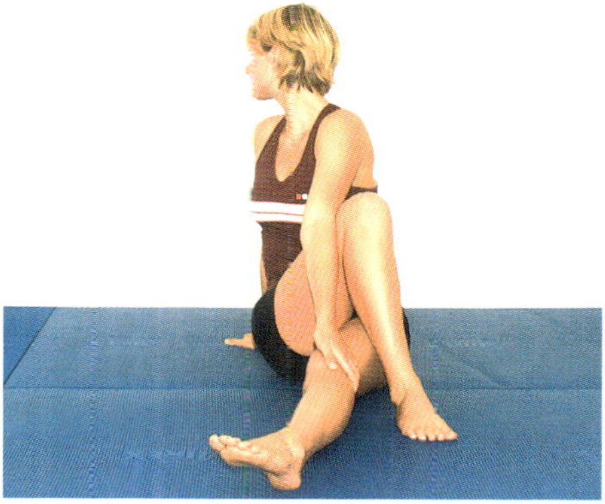

Abb. 19 a-c:
Einfacher Drehsitz

Übung 16

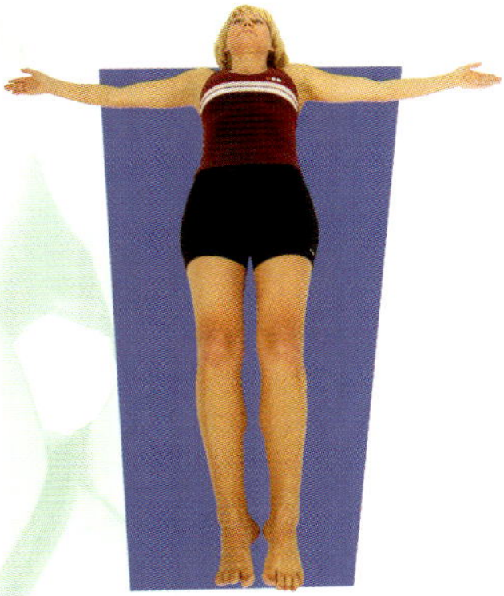

Krokodil (Yoga):

Ausgangsposition: Rückenlage; Beine gestreckt; Arme abgespreizt auf den Boden legen, die Handflächen zeigen nach oben.

Schlagen Sie das rechte Bein gestreckt über das linke Bein. Drehen Sie gleichzeitig die rechte Hüfte nach links oben. Drehen Sie nun den Kopf nach rechts – verweilen Sie 20 Sekunden in dieser Position, atmen Sie dabei weiter und entspannen Sie bewusst. Nach einer Pause (20 Sekunden) die andere Seite entspannen (pro Seite 2-3 Wiederholungen).

Variante:

Beugen Sie das rechte Bein 90° im Knie- und Hüftgelenk und schlagen Sie das rechte Bein über das linke Bein und legen das Knie, wenn möglich, auf dem Boden ab.

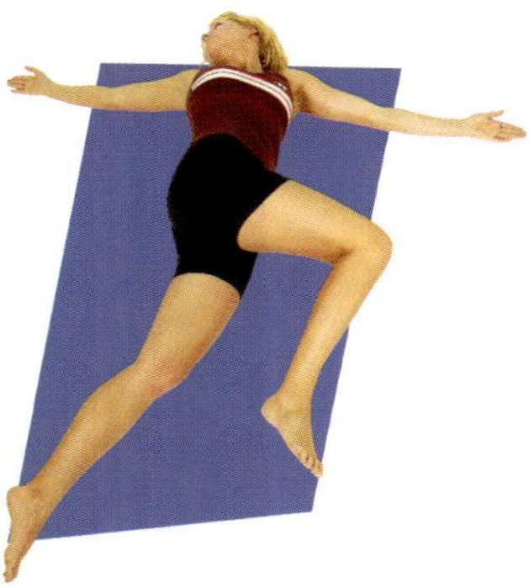

Abb. 20 a-b:
Krokodil (Variante)

Wirkung/Feedback:

- Entspannung der langen, schrägen Rückenmuskulatur.
- Lösung von Blockierungen im BWS-Bereich: Durch eine geringere/stärkere Beugung des oben liegenden Beins können Sie die Höhe des entsprechenden BWS-Segments einstellen (dorthin atmen, wo es am meisten zieht).
- Ziehen im Brustwirbelsäulenbereich.

Übung 17

Kobra (Yoga)

Ausgangsposition: Bauchlage, Gesicht nach unten, die Arme liegen locker neben dem Körper.

Richten Sie Ihren Oberkörper, ohne Hilfe der Arme, so weit Sie können, auf. Schauen Sie dabei nach oben – maximal 10 Sekunden halten (2-3 Atemzüge) – stellen Sie dann Ihre Hände in Schulterhöhe ab und stützen Sie sich nach oben. Entspannen Sie dabei die Rücken- und Bauchmuskulatur (4-5 Atemzüge). 2 x wiederholen (Atmen + Entspannen).

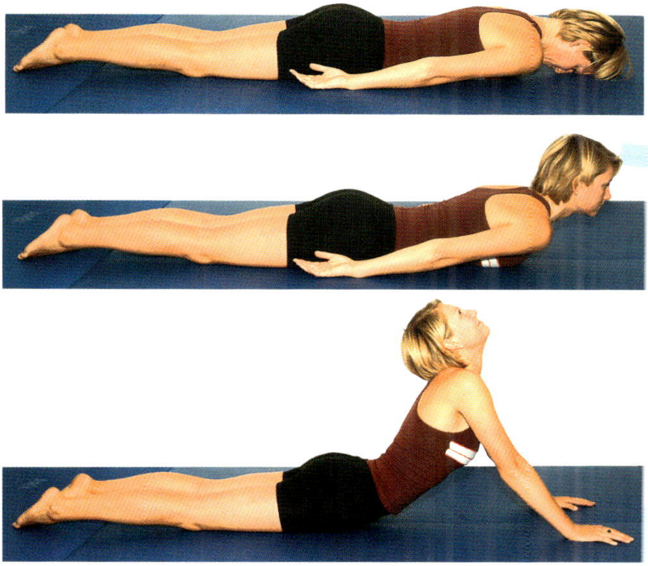

Abb. 21 a-c: Kobra

Variante:

Blicken Sie bei der dritten und vierten Wiederholung beim Abstützen jeweils über Ihre rechte bzw. linke Schulter nach hinten oben.

Wirkung/Feedback:

- Entspannung der Bauchmuskulatur.
- Kräftigung der Rückenmuskulatur.

2.3 Übungen zur Kräftigung der Muskulatur

Übung 18

Katze

Ausgangsposition: Vierfüßlerstand; Schwerpunktverlagerung nach hinten, sodass sich das Gesäß den Fersen annähert.

Bewegen Sie sich mit dem Gesicht dicht über dem Boden nach vorn (die Katze schleckt das Milchschälchen aus.). Anschließend den Rumpf nach oben, bei gestreckten Ellbogen und leichtem Rundrücken, zurück in die Ausgangsposition bewegen.

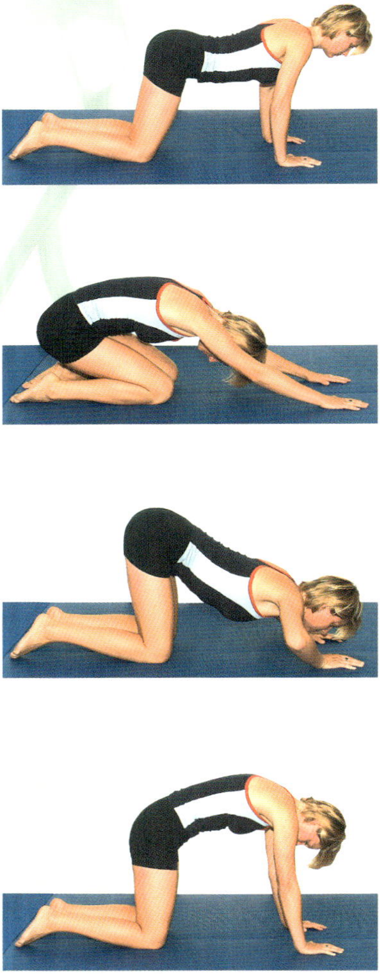

Abb. 22 a-d: Katze

Wirkung/Feedback:

- Mobilisierung der gesamten Wirbelsäule.
- Entspannung und Kräftigung der Rückenmuskulatur.
- Kräftigung der unteren Schulterblattfixatoren (M. trapezius, unterer Anteil; Mm. rhomboidei).

Übung 19

Halbe Waage

Ausgangsposition: Vierfüßlerstand.

Heben Sie das gestreckte Bein bis zur Waagerechten. Achten Sie darauf, das Becken nicht nach oben zu drehen (das Becken bleibt waagerecht, parallel zur Unterlage).

10 Sekunden halten, dann das andere Bein anheben. Übung 3-5 x wiederholen.

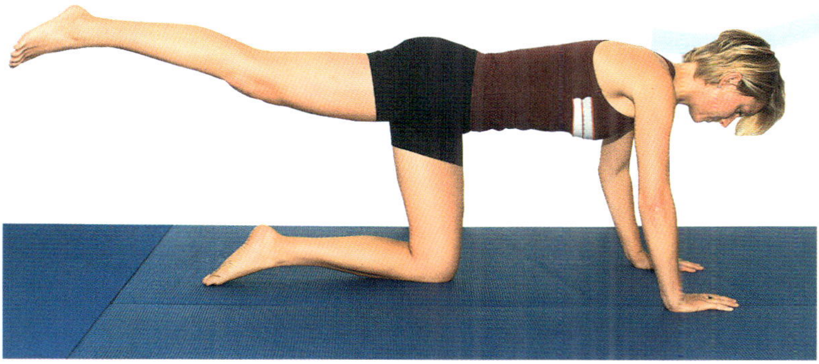

Abb. 23: Halbe Waage

Wirkung/Feedback:

- Kräftigung der Rückenmuskulatur sowie der unteren Schulterblattfixatoren (M. trapezius, unterer Anteil; Mm. rhomboidei).

Übung 20

Waage

Ausgangsposition: Vierfüßlerstand.

Wenn Sie die „halbe Waage" gut beherrschen, heben Sie zusätzlich den gegenseitigen Arm bis zur Waagerechten (rechter Arm/linkes Bein).

Dabei den Nacken gerade lassen (Blick nach unten oder schräg nach vorn). 10 Sekunden halten, dann Arme und Beine wechseln. Übung 3-5 x wiederholen.

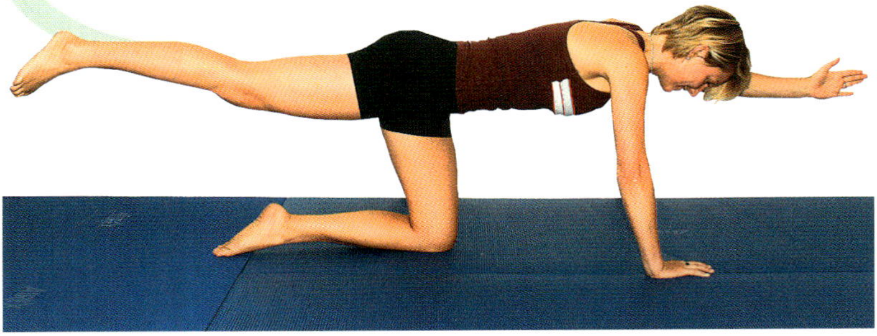

Abb. 24: Waage

Wirkung/Feedback:

- Kräftigung der Rückenmuskulatur sowie der unteren Schulterblattfixatoren (M. trapezius, unterer Anteil; Mm. rhomboidei).

Übung 21

Kleine Bogenbrücke

Ausgangsposition: Rückenlage; Beine gestreckt; Arme sind auf dem Bauch verschränkt.

Heben Sie den Rumpf vom Boden ab, sodass Sie nur noch mit den Schultern und Fersen Bodenkontakt haben.

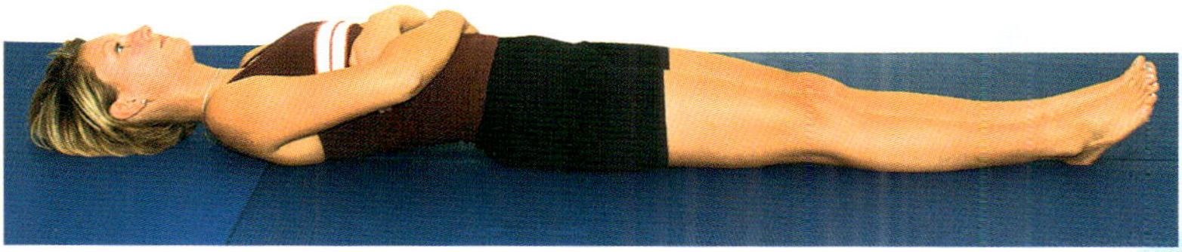

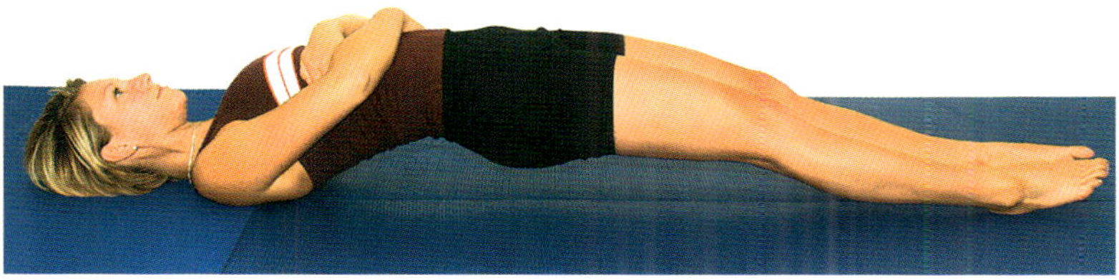

Abb. 25 a-b: Kleine Bogenbrücke

Wirkung/Feedback:

- Ganzkörperkräftigungsübung der gesamten Streckmuskulatur.
- Anspannung im Rücken.

Übung 22

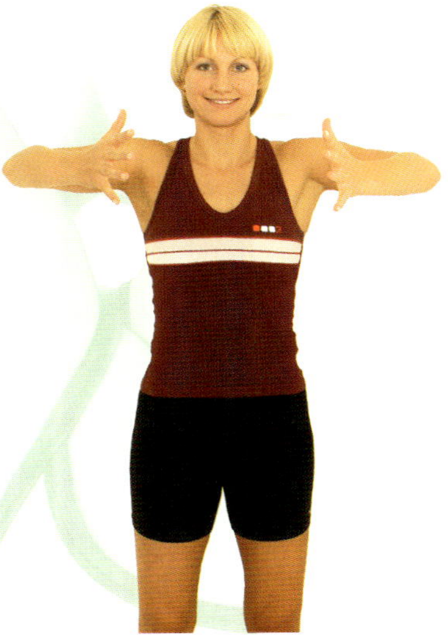

Eckensteher

Ausgangsposition: Stand.

Stellen Sie sich mit dem Rücken in eine Raumecke.

Heben Sie die Ellbogen bis auf Schulterhöhe, sodass die gebeugten Ellbogen die Wand berühren.

Die Handgelenke und Hände sind gestreckt, wobei sich die Handflächen „anschauen“.

Bewegen Sie die Unterarme mehrmals (5-10 x) wie gegen einen Widerstand nach außen.

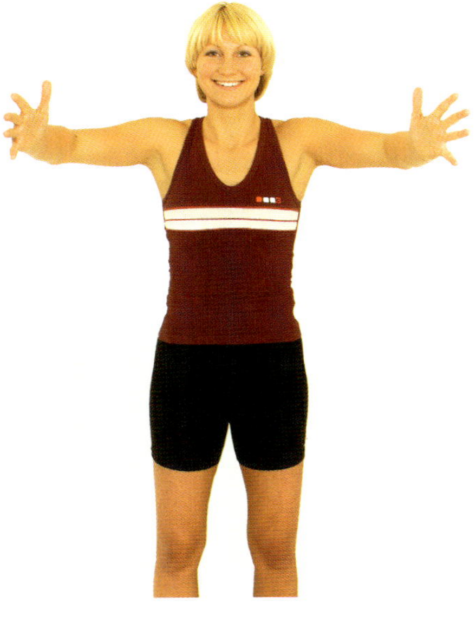

Abb. 26 a-b: Eckensteher

Wirkung/Feedback:

- Kräftigung der unteren Schulterblattfixatoren (M. trapezius, unterer Anteil; Mm. rhomboidei).

Übungen mit dem Theraband

Beim Theraband handelt es sich um ein Naturprodukt aus reinem Latex.

Die farbigen Bänder kennzeichnen unterschiedliche Widerstandsstärken, von sehr geringer bis sehr hoher Zugkraft. So ist im Gruppentraining für jedes Alter und jeden Leistungsstand eine individuelle Belastung möglich.

Zusätzlich kann die Übungsintensität über die Länge der Bänder und die Vordehnung gesteuert werden. Wählen Sie die Bänder so, dass Sie pro Übung 6–10 Wiederholungen schaffen (Empfehlung: gelb oder rot!). Mit dem Theraband können Sie neben der Kraft auch die Koordination trainieren.

Tab. 1: Theraband

Bandfarbe	Zugkraft
Gelb	Leicht
Rot	Mittelstark
Grün	Stark
Blau	Extra stark
Schwarz	Spezial stark
Silber	Superschwer
Gold	Maximal schwer

Vorteile dieses Trainingsgeräts:

- Klein und leicht, d. h. gut zu transportieren.
- Einfache Handhabung.
- Alle Muskelgruppen können trainiert werden.
- Ortsunabhängige Trainingsmöglichkeit.

Bandpflege:

- Das Band nicht längere Zeit in der Sonne oder auf der Heizung liegen lassen, es wird sonst brüchig.
- Ab und zu mit Puder (Talkum- oder Babypuder) bestäuben, damit es geschmeidig bleibt und nicht verklebt.
- Damit Sie lange Freude an den Bändern haben, sollten Sie mechanische Einwirkungen und scharfe Gegenstände von den Bändern fern halten (spitze Fingernägel, scharfkantige Ringe, harte Sohlenprofile u. a.).

Übungsausführung:

- Alle Übungen langsam ausführen, keine ruckartigen oder schnellen Bewegungen machen, sondern die Spannung langsam aufbauen und genauso langsam wieder abbauen (nicht zurückschnellen lassen), bis das Band ganz entspannt ist.
- Nehmen Sie eine gute Körperhaltung ein: Ganzkörperspannung aufbauen, kein Hohlkreuz, Schultern nach hinten unten, nur die angegebenen Bewegungen ausführen (siehe Kap. 2.1).

◆ Die Voraussetzung für Übungen mit dem Theraband bildet dessen richtige Handhabung. Das Theraband wird stets gewickelt, nicht festgehalten! Das Greifen des Bandes aktiviert das Bewegungsmuster **Beugung** und erschwert die Aufrichtung bzw. Streckung des Körpers.

Erster Schritt:

Die Arme hängen locker neben dem Körper, die Ellbogen sind 90° gebeugt, die Hände geöffnet und die Finger gespreizt. Das Theraband läuft zwischen Daumen und Zeigefinger hindurch über den Handteller.

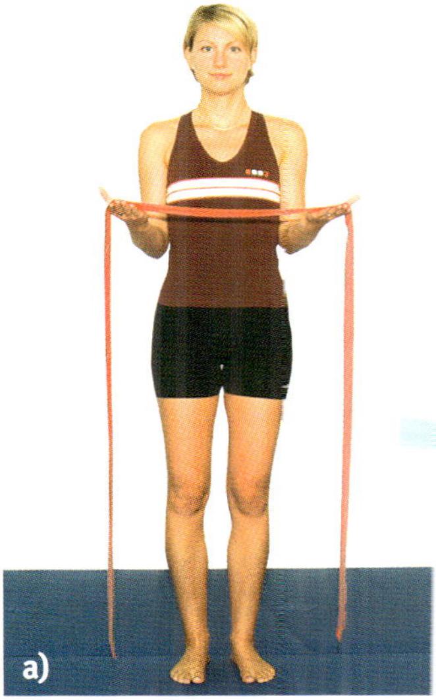

a)

Abb. 27 a-d:
Wicklung des Therabandes

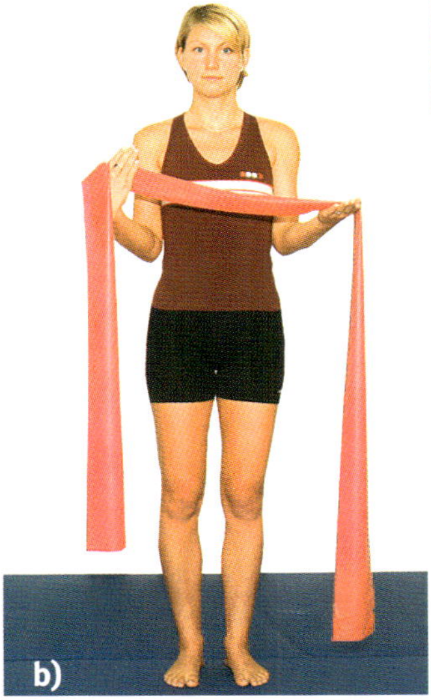

b)

Zweiter Schritt:

Die Finger und Hände bewegen sich zum Körper hin.

Tipp:

Erst die rechte, dann die linke Hand, nicht mit beiden Händen gleichzeitig.

Dritter Schritt:

Die Finger „schlüpfen“ unter dem Theraband hindurch.

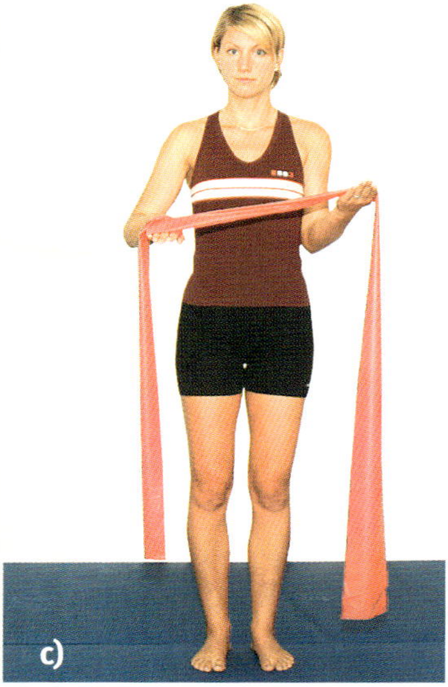

Vorsicht:

Das Theraband soll nicht über den Handrücken abrutschen.

Vierter Schritt:

Die Hände wieder öffnen und die Finger spreizen.

Das Theraband ist nun fest um den Handrücken geschlungen und muss nicht mehr festgehalten werden. Es hält sich selbst.

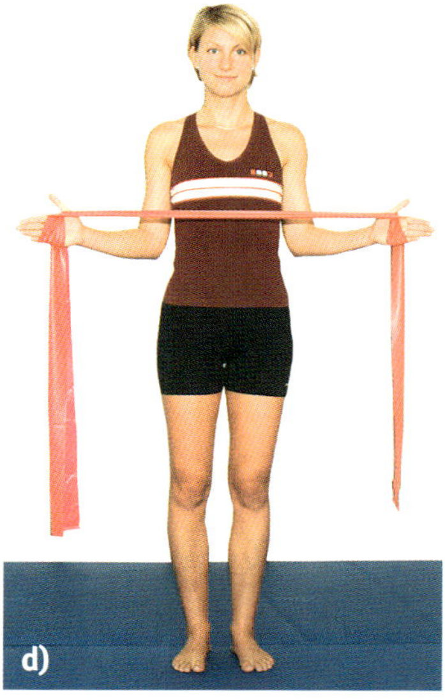

Merke:

Beim Wickeln des Therabandes gilt: „Zu mir hin – von mir weg“.

Übung 23

Auswärtsdrehung der Arme

Ausgangsposition: Aufrechter Stand; Therabandwicklung (siehe oben), Unterarme parallel nach vorn gestreckt, Ellbogen 90° gebeugt.

Beide Hände langsam nach hinten außen bewegen (Auswärtsdrehung der Unterarme), bis das Theraband gespannt ist; dann der Spannung des Bandes langsam nachgeben, die Ellbogen bleiben am Körper.

Wirkung/Feedback:

- Kräftigung der aufrichtenden Muskulatur.
- Kräftigung der unteren Schulterblattfixatoren (M. trapezius, unterer Anteil; Mm. rhomboidei).
- Aufrechter, lockerer Stand.

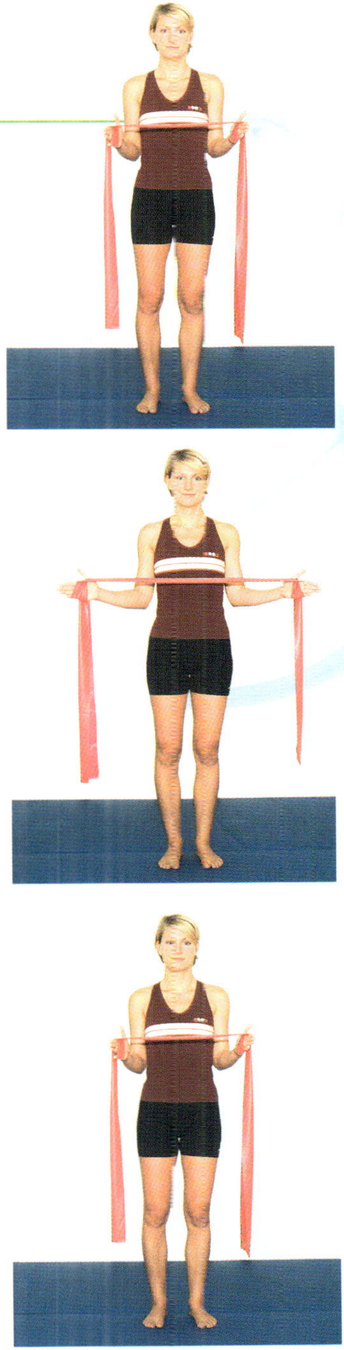

Abb. 28 a-c:
Auswärtsdrehung der Arme

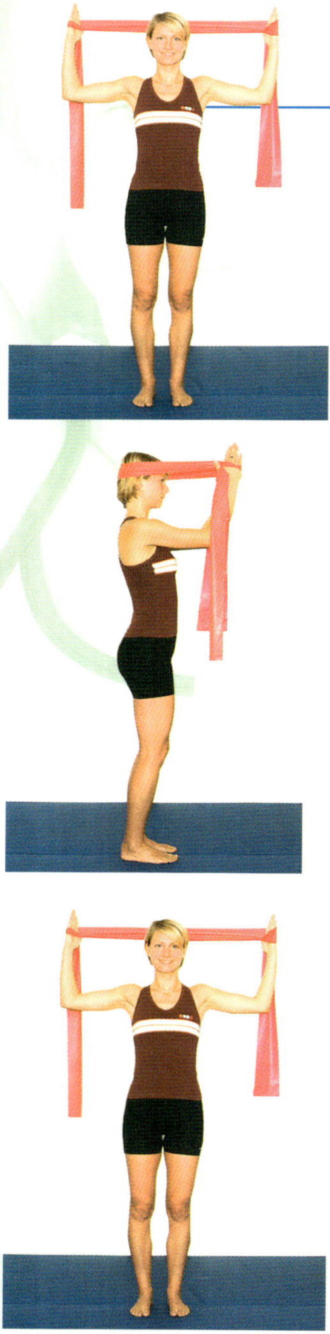

Übung 24

Nackenstreckung

Ausgangsposition: Aufrechter Stand.

Die Arme sind rechtwinklig zur Seite abgewinkelt. Die Unterarme zeigen nach oben, die Handflächen nach vorn (Händehochstellung). Therabandwicklung (siehe oben), das Theraband verläuft hinter dem Kopf.

Die Unterarme vor dem Gesicht zusammenführen, bis die Ellbogen und Handflächen sich berühren, der Kopf drückt gegen das Theraband nach hinten (Blick geradeaus).

Wirkung/Feedback:

- Kräftigung der Brust- und Halswirbelsäulenstrecker.

Abb. 29 a-c: Nackenstreckung

Übung 25

Schulterübung

Ausgangsposition: Aufrechter Stand.

Therabandwicklung (siehe oben). Der linke Arm ist senkrecht nach unten gestreckt, die Handfläche zeigt nach unten, die Fingerspitzen schräg nach vorn außen.

Der rechte Arm ist senkrecht nach oben gestreckt (dicht am Ohr anliegend). Die Handfläche zeigt nach oben, die Fingerspitzen nach hinten außen.

Das Theraband wird diagonal vor dem Körper gespannt und dann werden die Armpositionen gewechselt.

Wirkung/Feedback:

- Kräftigung der aufrichtenden Muskulatur und der Schultergürtelmuskulatur (Rotatorenmanschette).
- Aufrechter, lockerer Stand.

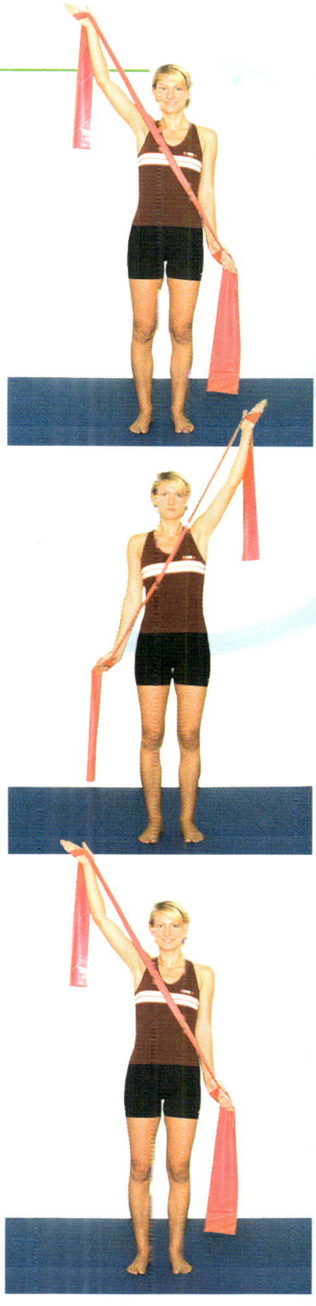

Abb. 30 a-c: Schulterübung

2.4 Augenmuskelübungen

Unsere Augäpfel sind jeweils zwischen vier Muskeln aufgehängt, mit deren Hilfe wir sie nach allen Richtungen, „nach außen, innen, oben und unten“, bewegen können. Auch diese Muskeln können, genauso wie alle anderen, überlastet werden und verspannen. Die Folgen können Kopfschmerzen, Augenbrennen und Müdigkeit sein. Der regelmäßige Lidschlag verteilt die Tränenflüssigkeit gleichmäßig über das Auge und schützt somit die empfindliche Hornhaut vor dem Austrocknen.

Auch die Augenlinse ist in einen Muskelring eingebettet (Ziliarmuskel), der die Einstellung des Nah- und Fernsehens übernimmt (Akkommodation). Beim Blick in die Nähe wird der Ziliarmuskel angespannt, die Linse verdickt sich. Beim Blick in die Ferne ist die Augenlinse flach und der Ziliarmuskel entspannt. Während längerer Arbeit im Nahbe-

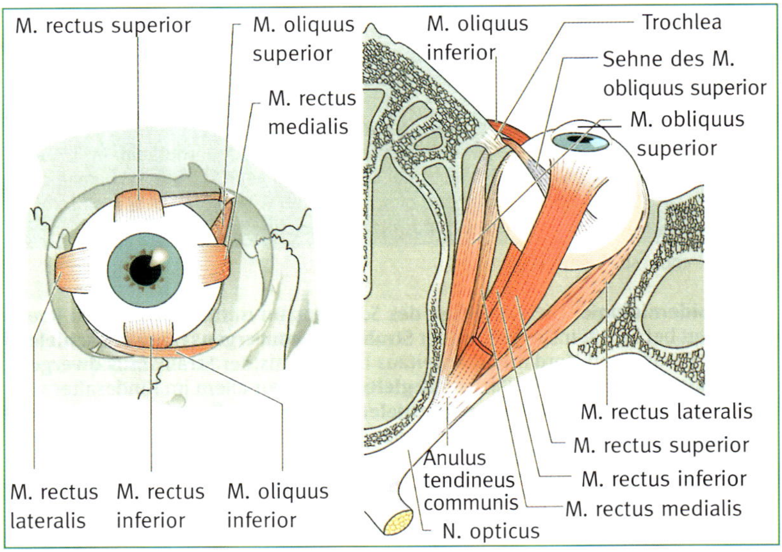

Abb. 31: Äußere Augenmuskeln (Lang, 2000, S. 472)

reich (vor allem Bildschirmarbeit) muss sowohl die Richtung des Augapfels als auch die Linsendicke über lange Zeit in einer konstanten Einstellung gehalten werden.

Deshalb ist es wichtig, auch den Augenmuskeln regelmäßige Entspannung zu gönnen. Dazu gehört der Blick in die Ferne (Entspannung des Ziliarmuskels), ein regelmäßiger Lidschlag, um dem trockenen Auge vorzubeugen sowie die Entspannung der Muskeln, die den Augapfel bewegen.

Übung 26

Blick in die Ferne

Wenn Sie an Ihrem Arbeitsplatz ein Fenster nach draußen haben, dann schauen Sie von Zeit zu Zeit auf den am weitesten entfernten Punkt. Ideal wäre es, wenn Sie den Horizont sehen könnten (Augenmuskeleinstellung auf unendlich). Aber auch die gegenüberliegende Straßenseite bietet ein lohnendes Ziel.

Befindet sich Ihr Arbeitsplatz jedoch nicht in Fensternähe, dann sollten Sie sich ein so genanntes 3-D-Bild zurechtlegen, um es regelmäßig zu betrachten. Diese auch als „magische Bilder" bezeichneten Objekte erfordern die Ferneinstellung des Auges mit Entspannung des Ziliarmuskels, um einen räumlichen Bildeindruck zu erreichen.

Wirkung/Feedback:

- Ferneinstellung mit Entspannung des Ziliarmuskels und der Augenlinse.

Übung 27

Augenkreuzen

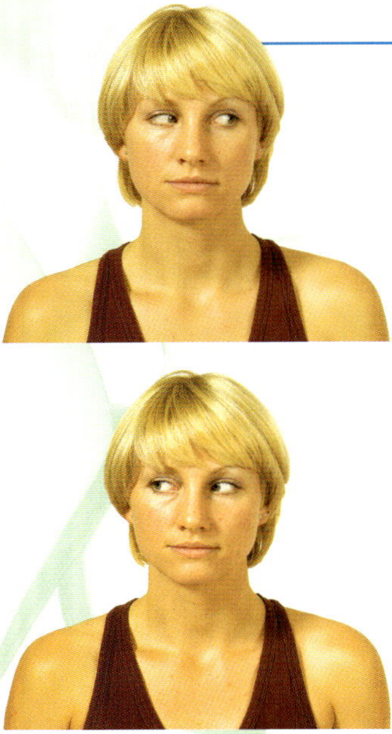

Schauen Sie nacheinander mit beiden Augen nach links, rechts, oben und nach unten. Versuchen Sie, Gegenstände zu erfassen, die ganz am Rande Ihres Blickfeldes liegen.

Die Augen zeichnen dabei ein Kreuz.

Bewegen Sie dabei nicht den Kopf. Wiederholen Sie die Übung 2-3 x.

Abb. 32 a-b:
Augenkreuzen links/rechts

Wirkung/Feedback:

- Wechselseitige An- und Entspannung der seitlichen, oberen und unteren Augenmuskeln.
- Stabilisierung der oberen Halswirbelsäule (Kopfgelenkrotatoren).

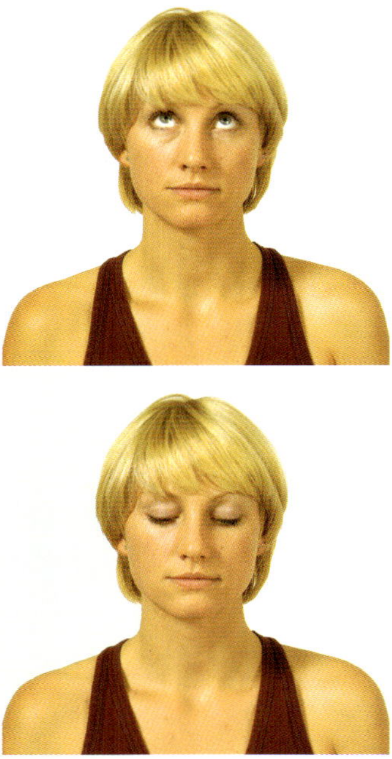

Abb. 33 c-d:
Augenkreuzen oben/unten

Übung 28

Augen-X

Wenden Sie den Blick jeweils von rechts oben nach links unten und dann von links oben nach rechts unten. Die Augen beschreiben ein X.

Bewegen Sie dabei nicht den Kopf.

Wirkung/Feedback:

- Wechselseitige An- und Entspannung der seitlichen, oberen und unteren Augenmuskeln.
- Stabilisierung der oberen Halswirbelsäule (Kopfgelenkrotatoren).

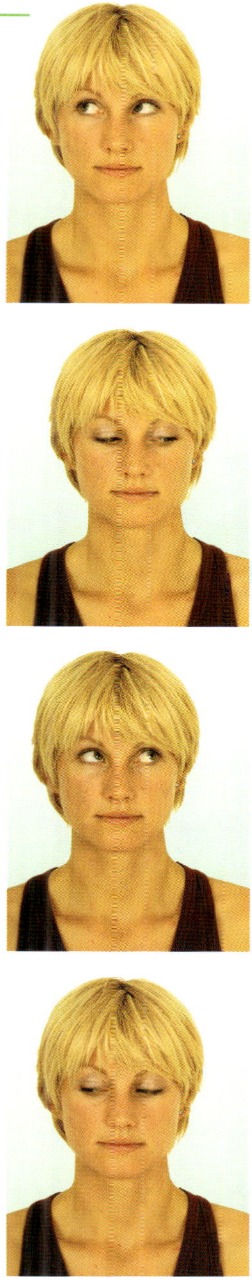

Abb. 34 a-d: Augen-X

Übung 29

Schielen

Schielen Sie kurz auf Ihre Nasenspitze und schauen Sie wieder geradeaus.

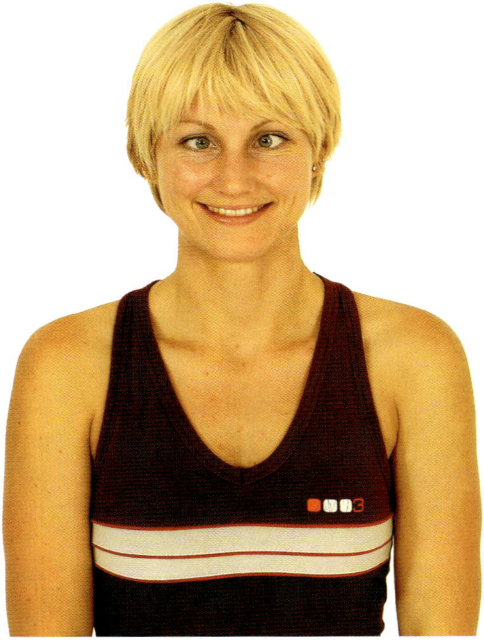

Abb. 35: Schielen

Wirkung/Feedback:

- Entspannung der inneren Augenmuskeln.

Übung 30

Lidentspannung

Schließen Sie für einige Sekunden locker die Augenlider.

Abschließend kneifen Sie die Augen fest zusammen, um sie dann wieder zu entspannen.

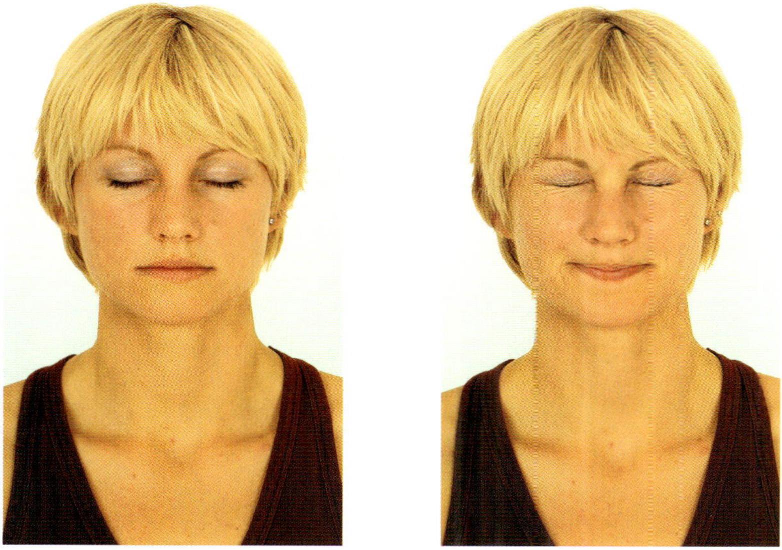

Abb. 36 a-b: Lidentspannung

Wirkung/Feedback:

- Entspannung der Augenlider.
- Anfeuchtung des Auges.

Ausgangsstellung

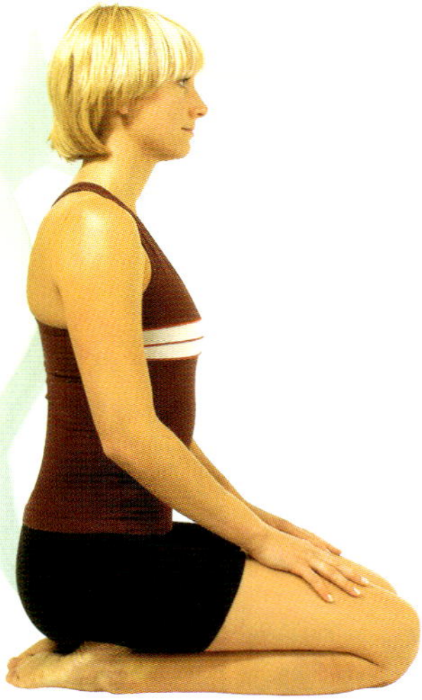

Löwe

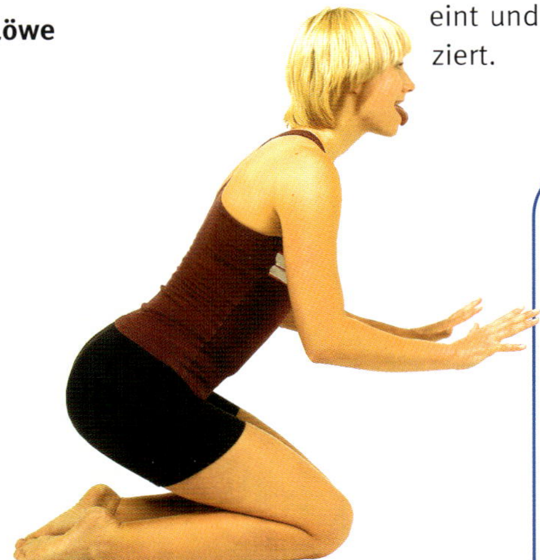

Abb. 37 a-b: Löwe

Löwe (Yoga)

Ausgangsposition: Fersensitz, die Hände liegen locker auf den Oberschenkeln.

Richten Sie sich in den Knien halb auf und spreizen Sie die Unterarme und Finger nach vorn. Reißen Sie gleichzeitig die Augen auf und schielen Sie zur Nasenspitze. Strecken Sie nun die Zunge, so weit Sie können, heraus.

Diese Übung kostet einige Überwindung, weil sie unseren Konventionen widerspricht. Üben Sie deshalb ohne Zuschauer. Lassen Sie sich dennoch nicht von der Ausführung der Übung abhalten, weil sie sehr wirkungsvoll ist und viele Einzelübungen (Aufrichtung; Augen- und Zungenaktivierung) in einer Übung vereint und damit die Wirkung potenziert.

Wirkung/Feedback:

- Augenmuskelentspannung.
- Zungenmobilisierung.
- Aufrichtung.
- Stressabbau.

2.5 Zungenmobilisierung und Kaumuskulatur

Die Zunge ist ein richtiges „Mehrzweckorgan“, da es zum Schmecken, Tasten, Kauen, Schlucken, Saugen und Sprechen dient.

Unsere Zunge ist sehr verformbar und beweglich. Zum einen stellt die Zunge selbst einen Muskelkörper dar, sie wird aber noch zusätzlich von Muskeln gesteuert, die vom Unterkiefer, Zungenbein und Schädel zur Zunge ziehen. So gibt es direkte anatomische Zusammenhänge zwischen HWS, Kiefer- und Schultergelenk. Darum darf bei der Behandlung des Kopf-Nacken-Schulter-Syndroms die Zunge nicht vergessen werden.

Zu Beginn ist es sicherlich etwas ungewohnt, die eigene Zunge anzufassen und mit ihr Übungen durchzuführen. Nehmen Sie sich Zeit, nach der ersten Überwindung ist es meistens kein Problem mehr.

Legen Sie sich ein fusselfreies, angefeuchtetes Tuch über Ihre Finger und fassen Sie so Ihre Zungenspitze. Alle gezeigten Übungen bitte sehr vorsichtig ausführen. Sollte es zu einem Würgereflex kommen, haben Sie wahrscheinlich zu fest an der Zunge gezogen.

Mit der Bewegung von Augen und Zunge ist eine Aktivierung der kurzen Wirbelsäulenmuskulatur, vor allem im Bereich der Kopfgelenke, verbunden, jeweils in die Richtung der Bewegung von Augen und Zunge. Dabei werden bei gegensätzlicher Bewegung von Augen und Zunge die kurzen Wirbelsäulenmuskeln in beide Richtungen aktiviert, sodass ein wechselseitiger Zug an den kleinen Wirbelgelenken entsteht. Eine Kombination der bereits beschriebenen Augenübungen mit den hier vorgestellten Zungenübungen führt somit zu einer Mobilisierung der Kopfgelenke.

Übungen 32-40

Wirkung/Feedback:

- Wahrnehmungsschulung.
- Entspannung/Aktivierung der an der Zungenbewegung beteiligten Muskeln.
- Stabilisierung der HWS (Übungen 33, 35-38) und Mobilisierung der kurzen Nackenrotatoren und Kopfgelenke (Übungen 39, 40).

Übung 32

Zungendrücken

Ausgangsposition:
Aufrechter Sitz.

Halten Sie einen Spatel- oder Löffelstiel vor den Mund und drücken Sie mit der Zunge so kräftig dagegen, dass Sie ihn wegdrücken.

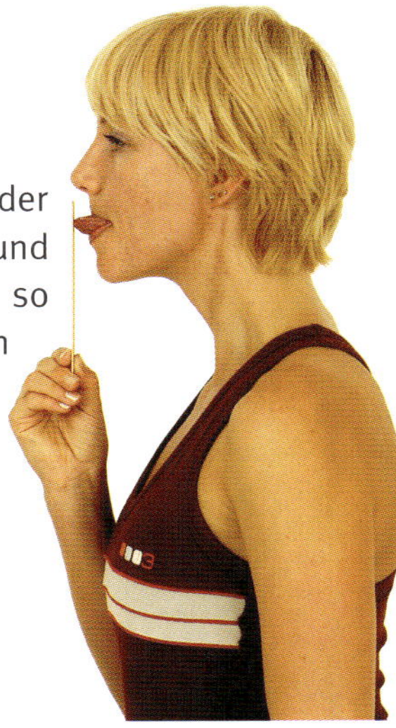

Abb. 38: Zungendrücken

Übung 33

Seitliches Zungendrücken

Ausgangsposition: Aufrechter Sitz.

Strecken Sie die Zunge raus und halten Sie längs des Zungenrandes einen Spatel- oder Löffelstiel.

Drücken Sie mit der Zunge kräftig dagegen, sodass Sie den Spatel- oder Löffelstiel wegdrücken.

Wiederholen Sie die Übung nach rechts und links jeweils 2-3 x.

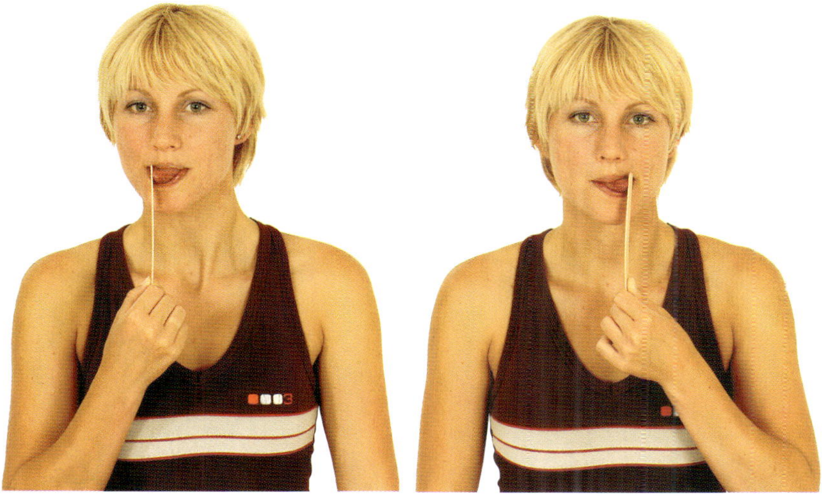

Abb. 39 a-b: Seitliches Zungendrücken

Übung 34

Zungen-Nase-Übung

Ausgangsposition: Aufrechter Sitz.

Strecken Sie Ihre Zunge so weit heraus, dass Sie möglichst mit der Zungenspitze Ihre Nase erreichen.

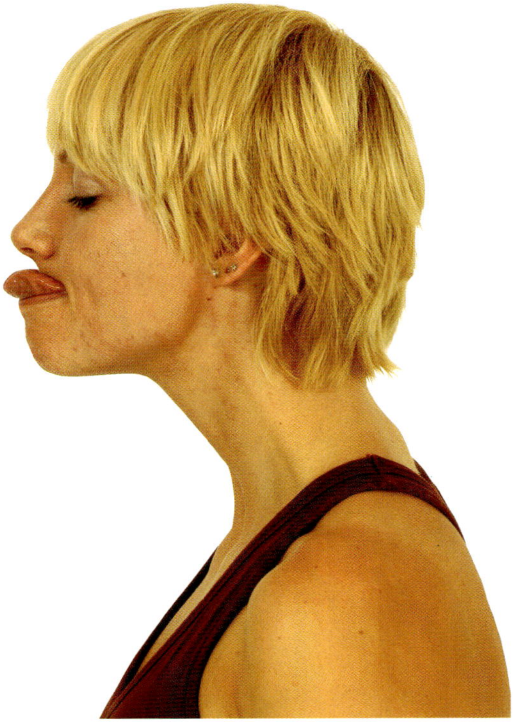

Abb. 40: Zungen-Nase-Übung

Übung 35

Zungenmobilisierung nach vorn

Ausgangsposition: Aufrechter Sitz.

Strecken Sie die Zunge heraus und fassen Sie mit einem angefeuchteten, fusselfreien Tuch Ihre Zungenspitze. Ziehen Sie die Zunge nun ganz langsam nach vorn heraus. Lassen Sie dabei den Zungenmuskel möglichst locker. Anschließend ziehen Sie die Zunge ganz langsam aktiv wieder zurück und spannen den Zungenmuskel dabei an. Wiederholen Sie die Übung 2-3 x.

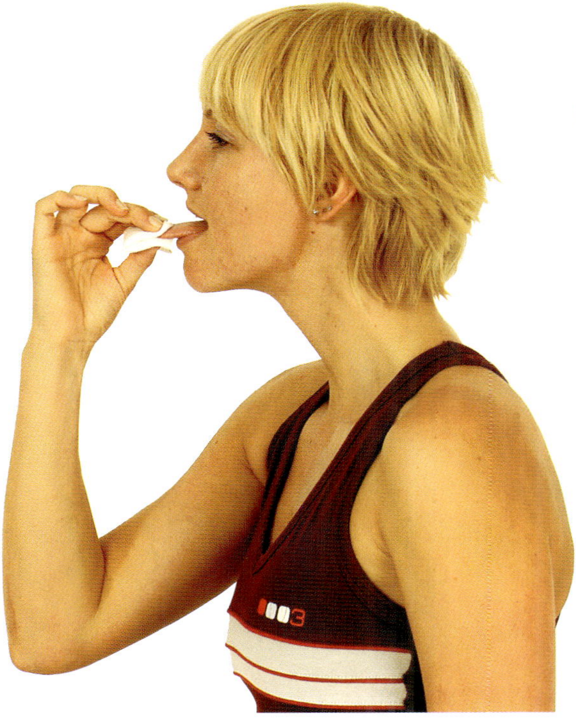

Abb. 41: Zungenmobilisierung nach vorn

Übung 36

Zungenmobilisierung nach unten

Ausgangsposition: Aufrechter Sitz.

Führen Sie die Übung analog der Übung 35 aus.

Ziehen Sie die Zunge aber diesmal anstatt nach vorn langsam nach unten heraus.

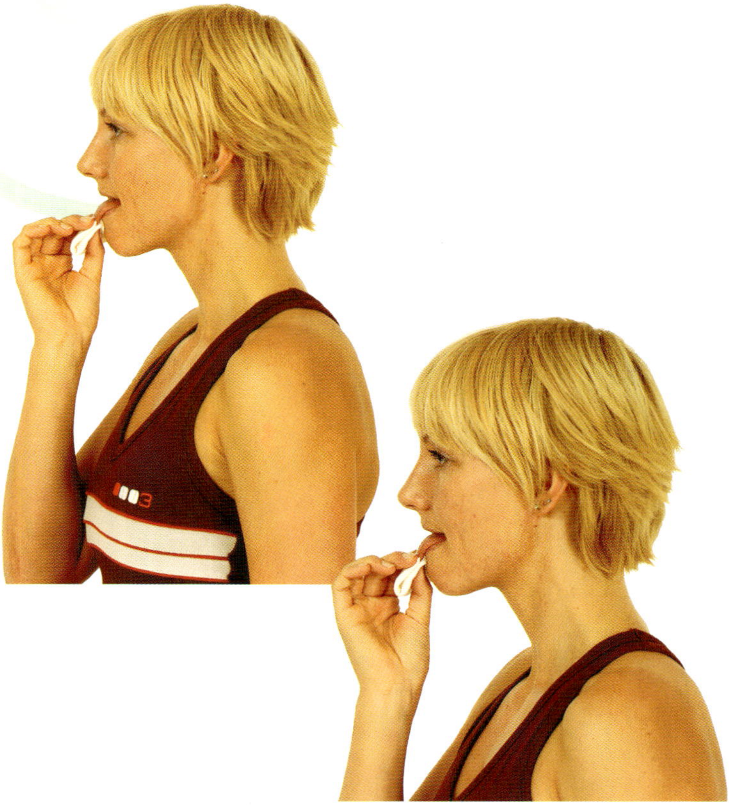

Abb. 42 a-b: Zungenmobilisierung nach unten

Übung 37

Zungenmobilisierung seitlich

Ausgangsposition: Aufrechter Sitz.

Führen Sie die Übung analog der Übung 35 aus.

Ziehen Sie die Zunge aber diesmal, anstatt nach vorn, langsam seitlich nach rechts/links unten heraus.

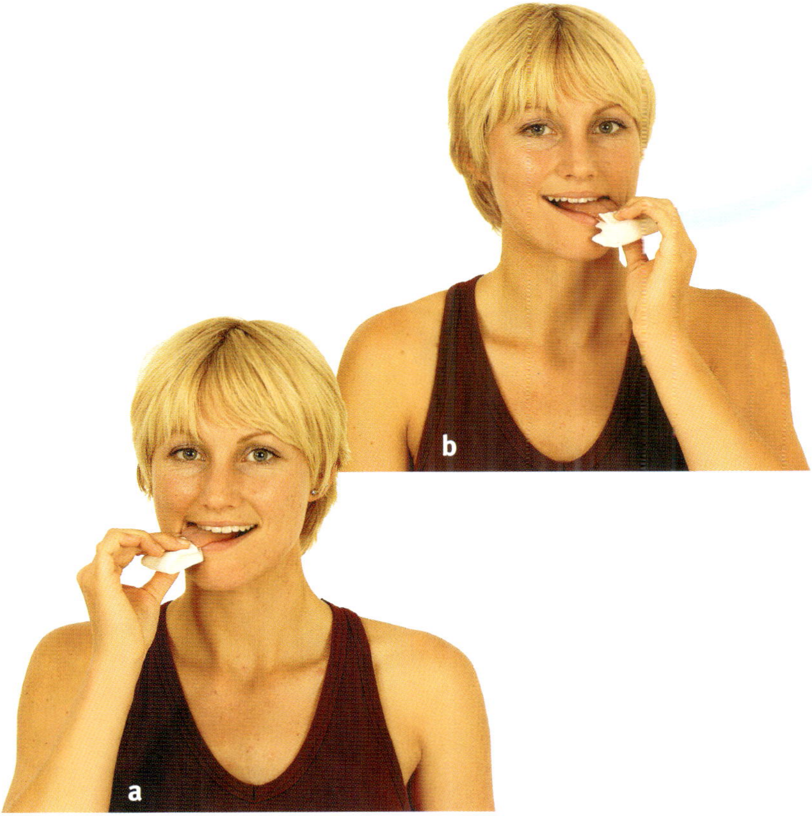

Abb. 43 a-b: Zungenmobilisierung seitlich

Übung 38

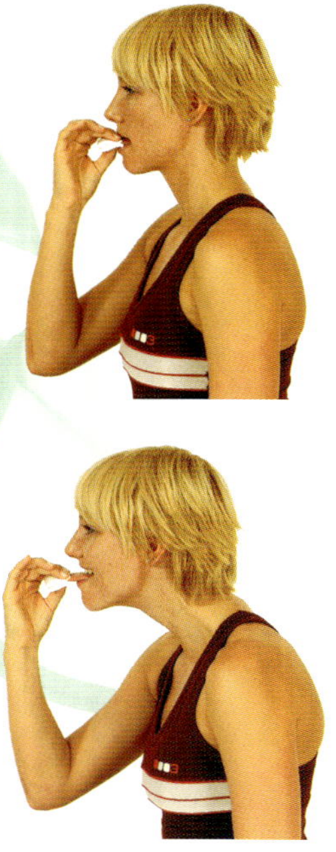

a

b

Dynamische Zungenmobilisierung

Ausgangsposition: Aufrechter Sitz.

Führen Sie die Übung analog der Übung 35 aus.

Gehen Sie der Bewegung der Zunge mit dem Kopf nach, sodass sich der Kopf nach vorn bewegt bzw. die Brustwirbelsäule gebeugt wird (Katzenbuckel).

Richten Sie beim Zurückziehen der Zunge Hals- und Brustwirbelsäule wieder auf.

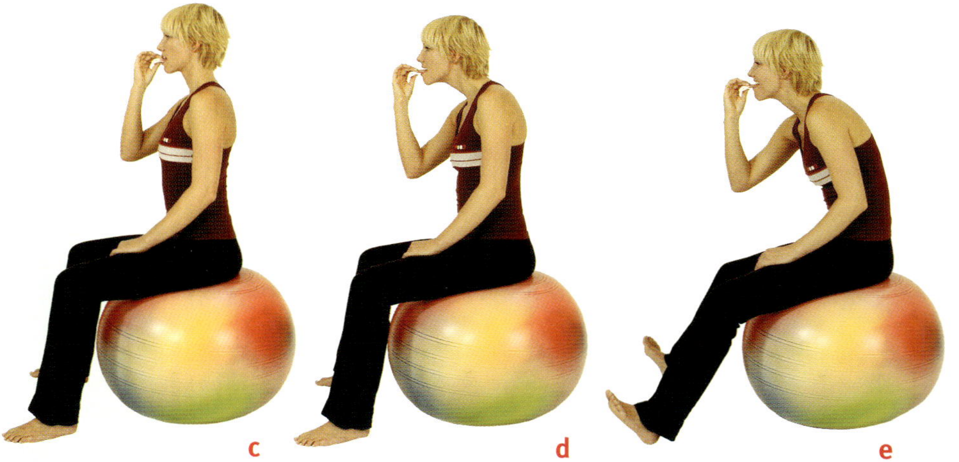

c d e

Abb. 44 a-e: Dynamische Zungenmobilisierung

Übung 39

Kopfgelenkmobilisierung seitlich

Ausgangsposition: Rückenlage, am besten mit dem Hinterkopf auf einem Tennisball.

Strecken Sie die Zunge nach rechts heraus. Schauen Sie nun mit den Augen nach links. Strecken Sie anschließend die Zunge nach links heraus, schauen Sie mit den Augen nach rechts. Bewegen Sie dabei nicht den Kopf (sonst fällt der Kopf vom Tennisball herunter). Wiederholen Sie die Übung 5-7 x nach jeder Seite.

Variante:

Führen Sie die Übung im Sitzen aus. Achten Sie darauf, auch hierbei nicht den Kopf zu bewegen.

Wirkung/Feedback:

- Aktivierung der kurzen Wirbelsäulenmuskulatur (Rotatoren), vor allem im Bereich der Kopfgelenke, Stabilisierung des Kopfs.
- Mobilisierung von Kopfgelenkblockierungen, gegebenenfalls Verminderung von halswirbelsäulenbedingtem Schwindel und Ohrgeräuschen.
- Entspannung der Zungenbeinmuskulatur (supra- und infrahyale Muskulatur) und der Augenmuskeln.
- Verbesserung der Körperwahrnehmung durch Entspannung des Nackenrezeptorenfeldes.

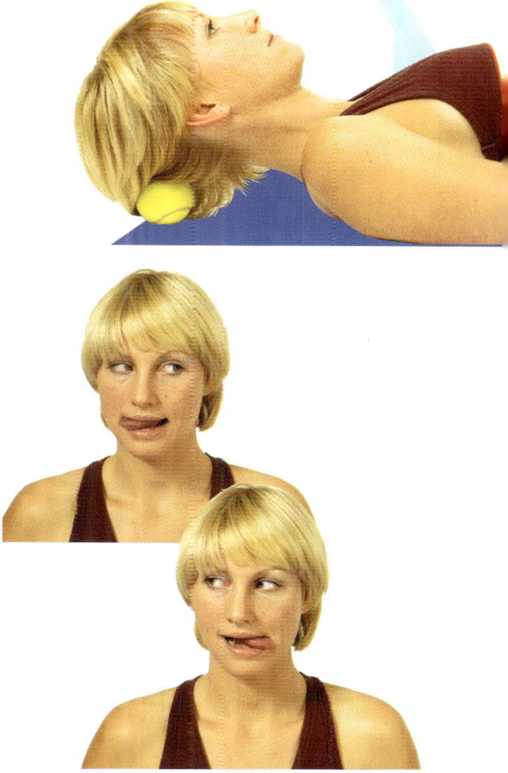

Abb. 45 a-c: Kopfgelenkmobilisierung seitlich

Übung 40

Kopfgelenkmobilisierung quer

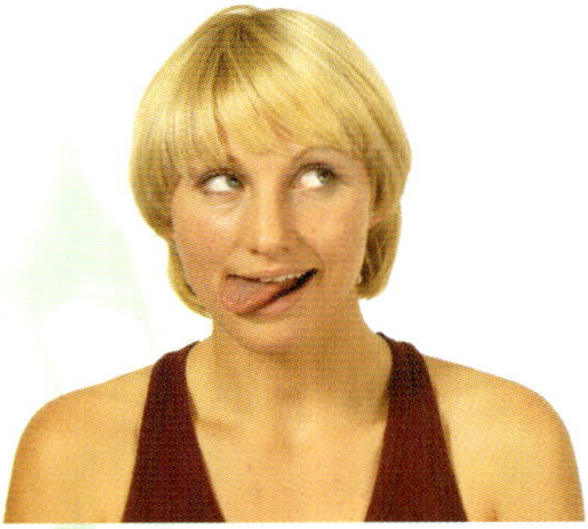

Ausgangsposition: Rückenlage, am besten mit dem Hinterkopf auf einem Tennisball.

Strecken Sie die Zunge nach rechts unten heraus, schauen Sie jetzt mit den Augen nach links oben. Strecken Sie anschließend die Zunge nach links unten heraus, schauen Sie nun mit den Augen nach rechts oben. Bewegen Sie dabei den Kopf nicht (sonst fällt der Kopf vom Tennisball herunter).

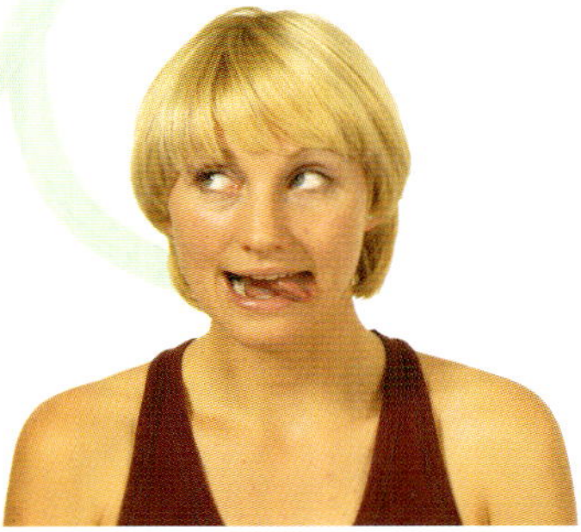

Abb. 46 a-b:
Kopfgelenkmobilisierung quer

Wirkung /Feedback:

- Aktivierung der kurzen Wirbelsäulenmuskulatur (Rotatoren), vor allem im Bereich der Kopfgelenke, Stabilisierung des Kopfs.
- Mobilisierung von Kopfgelenkblockierungen, gegebenenfalls Verminderung von halswirbelsäulenbedingtem Schwindel und Ohrgeräuschen.
- Entspannung der Zungenbeinmuskulatur (supra- und infrahyale Muskulatur) und der Augenmuskeln.
- Verbesserung der Körperwahrnehmung durch Entspannung des Nackenrezeptorenfeldes.

Übung 41

Kaumuskelentspannung

Ausgangsposition: Aufrechter Sitz.

Die Mundöffnung wird durch eine Verspannung des Kaumuskels begrenzt. Normalerweise sollte sie drei Querfinger betragen (Abb. 47). Ist sie geringer, helfen Ihnen die Übungen 41 und 42, Ihre Kaumuskeln zu entspannen.

Öffnen Sie den Mund so weit Sie können. Legen Sie Zeige- und Mittelfinger auf die untere Zahnreihe. Drücken Sie ganz leicht den Unterkiefer gegen Ihre Finger, als wollten Sie den Mund schließen.

Halten Sie die Spannung 10 Sekunden, atmen Sie tief ein. Atmen Sie aus und lösen Sie dabei die Spannung. Ziehen Sie mit den Fingern ganz leicht den Unterkiefer nach unten, sodass sich der Mund etwas weiter öffnet. Wiederholen Sie die Übung 2-3 x.

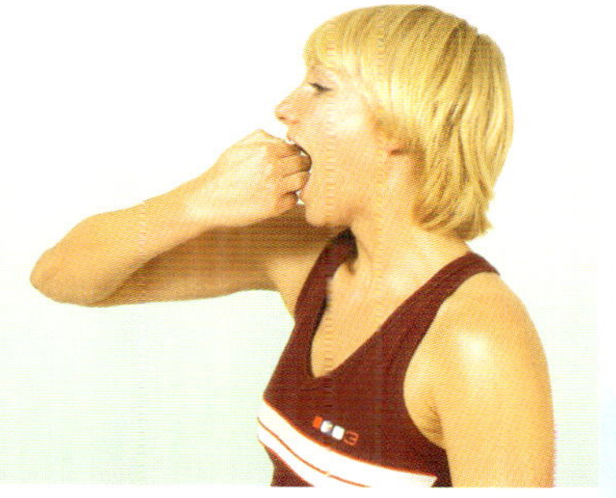

Abb. 47: Test

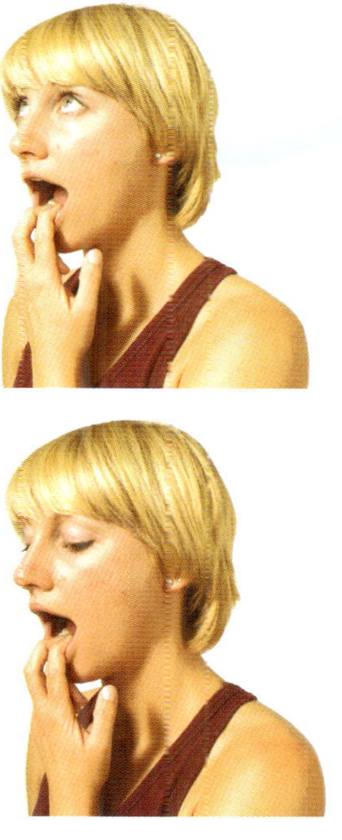

Abb. 48 a-b: Kaumuskelentspannung

Wirkung/Feedback:

- Entspannung der seitlichen Kaumuskeln (M. masseter).
- Vergrößerung der Mundöffnung.

Übung 42

Entspannung der Kaumuskulatur

Ausgangsposition: Aufrechter Sitz.

Legen Sie Ihre Finger auf die Wangen. Beißen Sie die Zähne leicht zusammen. So spüren Sie einen Muskelbauch im Bereich der Backenzähne. Den Biss nun lösen und den Mund leicht öffnen. Unter leichtem Druck Ihrer Finger Richtung Zähne ziehen Sie diesen Muskel nach unten in die Länge.

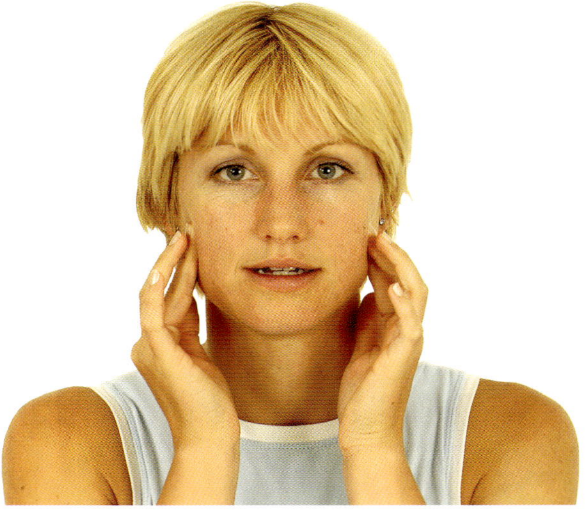

Abb. 49: Entspannung des Kaumuskels

Wirkung/Feedback:

- Entspannung des Kaumuskels (M. masseter).
- Vergrößerung der Mundöffnung.

Übung 43

Entspannung des Schläfenmuskels

Ausgangsposition: Aufrechter Sitz.

Der Schläfenmuskel gehört ebenfalls zur Kaumuskulatur. Zu seiner Entspannung dient Übung 43.

Legen Sie Ihre Finger beidseits auf die Schläfen und führen Sie leichte, kreisende Bewegungen nach außen aus. Sie können die Augen dabei auch schließen.

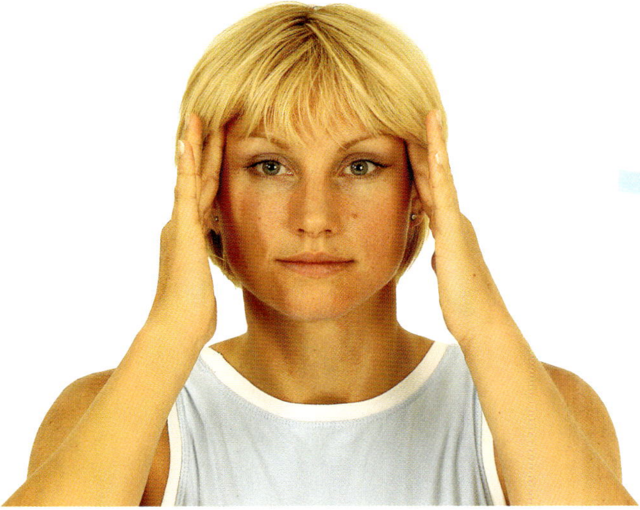

Abb. 50: Entspannung des Schläfenmuskels

Wirkung/Feedback:

- Entspannung des Schläfenmuskels (M. temporalis).
- Geeignet auch bei Kopfschmerzen in diesem Bereich.

Übung 44

Entspannung der Kopfschwarte

Ausgangsposition: Aufrechter Sitz.

Legen Sie Ihre Finger fächerförmig über die Ohrmuscheln auf die Haare. Suchen Sie mit den Fingerspitzen den Kontakt zur Kopfhaut und führen Sie leichte, kreisende Bewegungen auf der Kopfhaut durch.

Manchmal kann es auch sehr entspannend sein, sich selbst die Haare zu raufen oder sich an den Haaren zu ziehen. Natürlich sehr vorsichtig und ohne die Frisur zu zerstören!

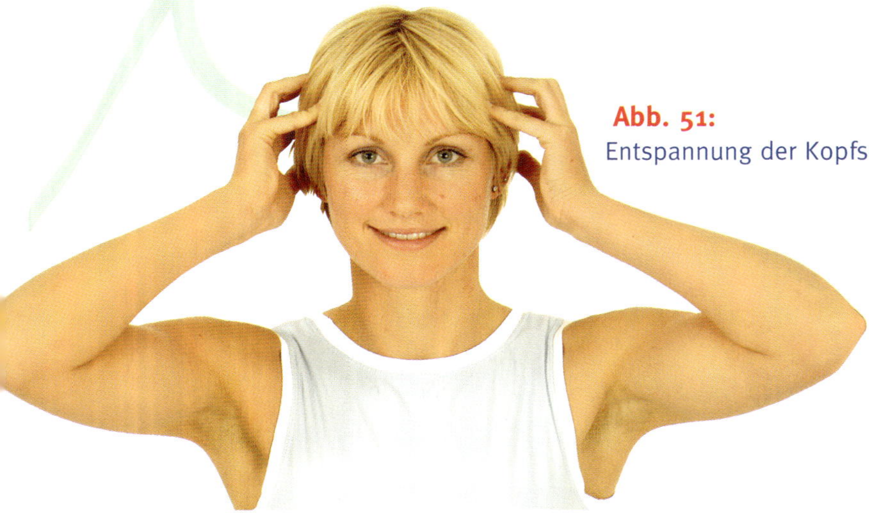

Abb. 51: Entspannung der Kopfschwarte

Wirkung/Feedback:

- Entspannung der Kopfschwarte (Galea aponeurotica).
- Geeignet auch bei Kopfschmerzen in diesem Bereich.

2.6 Sensomotorisches Training auf dem Trampolin

Alle Körperhaltungen und Körperbewegungen beinhalten Gleichgewichtsaspekte, sei es das Stehen, Gehen oder Laufen, das Werfen, Hinsetzen oder Aufstehen usw. Das Gleichgewicht bildet somit die Voraussetzung für alle koordinativen Bewegungsmuster im Raum. Beispielsweise stellt allein die aufrechte Körperhaltung eine Gleichgewichtsleistung des menschlichen Körpers dar, in der die einwirkenden äußeren Kräfte, die Schwerkraft sowie die Kräfte der Fort- und Drehbewegung reguliert werden. Letztlich zeigen alle aktiven Bewegungen in der Summe Veränderungen von Gleichgewichtszuständen auf. Dies vor allem dann, wenn die Bewegung in unsicheren Situationen, z. B. auf instabilen Untergründen wie dies auf dem Trampolin der Fall ist, stattfindet.

Trampolin

Auf dem Trampolin finden alle Körperbewegungen primär in der Transversalebene (nach oben und unten) unter ständiger und direkter Ausnutzung der in dieser Richtung wirkenden Schwerkraft statt. Der Vorteil gegenüber ähnlichen Trainingsformen auf festem Untergrund (z. B. Seilspringen; Laufen) besteht darin, dass der Bremsweg auf dem gefederten Trampolin länger ist als auf einer harten Unterlage. Dadurch werden Belastungsspitzen und Überbeanspruchungen des passiven und aktiven Stütz- und Bewegungssystems vermieden.

Im Gegensatz zur weit verbreiteten Meinung findet keine erhöhte Belastung von Gelenken und Bandscheiben statt, da die weich gefederte Matte des Trampolins Belastungen besser abfedert als der normale (harte) Untergrund.

Jede Schwingung auf dem Trampolin stellt eine rhythmische, mechanische Belastung (Druck- und Zugbelastung) für den passiven und aktiven Bewegungsapparat dar, wodurch ein gleichmäßiger Bildungsreiz für alle Gewebe generiert wird.

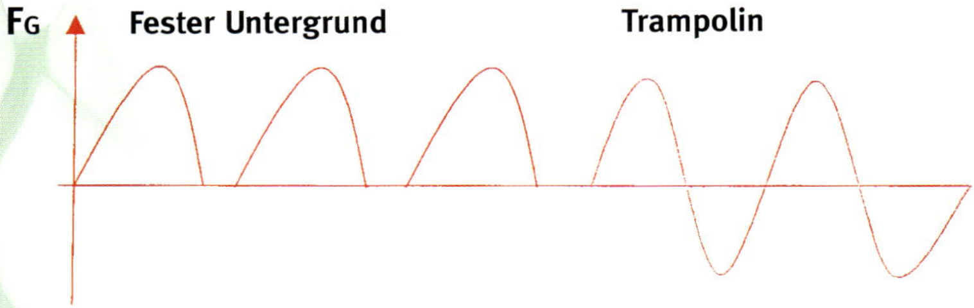

Abb. 52: Belastungscharakteristik

Die Übungssituation auf dem Trampolin ist zudem dadurch gekennzeichnet, dass der Trainierende beim Schwingen und Springen auf einer Stelle seinen Körperschwerpunkt innerhalb der Unterstützungsfläche zentrieren muss. Durch diese Aktivität erfährt der Körper einen größeren Drehimpuls um die Horizontalachse als auf festem Untergrund. Dies veranlasst den Trainierenden dazu, seine Extremitäten und seinen Rumpf entsprechend zu verlagern.

Zusätzlich werden beim Schwingen auf dem Trampolin neurophysiologische Aufrichtungsimpulse angebahnt. Diese betreffen insbesondere die Vestibularaktivität (Gleichgewichtsapparat) und den monosynaptischen Dehnungsimpuls für die gesamte Antischwerkraftmuskulatur. Auf Grund der ständigen neurophysiologischen Aufrichtungsimpulse auf dem Trampolin wird die aufrechte Körperhaltung im motorischen Gedächtnis gespeichert und so die Grundlage für ein neues Haltungs- und Bewegungsbewusstsein gelegt (Placht & Weiland, 1998).

Das Training auf dem Trampolin spricht vor allem die kleinen, monosegmentalen Rückenstrecker an, die dem Willen entzogen sind und deshalb nur reflektorisch trainiert werden können. Dies stellt einen wichtigen Beitrag zur Verbesserung der Funktionsfähigkeit des tiefen Stabilisierungssystems und damit zur besseren Haltungskontrolle dar. Deshalb ist das Trampolin ein ideales Trainingsgerät für Rückenschmerzpatienten.

Das Trampolin wird bereits erfolgreich in der Sportphysiotherapie bei Nachbehandlungen von Frakturen aller Art eingesetzt. Auch in der Nachbehandlung von neurologischen Erkrankungen, wie z. B. Hemiplegiepatienten (Halbseitenlähmung nach Schlaganfall) und Patienten mit Querschnittslähmung, konnten gute therapeutische Ergebnisse erzielt werden. Des Weiteren findet es in der Senso- und Psychomotorik in Kombination mit der konzentrativen Bewegungstherapie und Feldenkrais Anwendung. Das Trampolin stellt eine we- sentliche Erweiterung der bisherigen medizinischen Trainingstherapie dar (Placht & Weiland, 1998), da ein gutes Koordinationstraining auch eine Kräftigung der Muskulatur bewirkt.

Wenn im Folgenden vom Trampolin die Rede ist, so ist immer das Minitrampolin gemeint.

Folgende Grundregeln sollten Sie beim Üben auf dem Trampolin beachten:

- Bitte vorher auf die Toilette gehen, denn das Üben auf dem Trampolin stellt eine ungewohnte Beanspruchung des Beckenbodens dar.

Tipp:

Versuchen Sie, nach einer Übungseinheit auf dem Minitrampolin (vor allem nach dem Springen) wie gewohnt auf dem harten Boden zu springen. Sie werden merken, dass das nicht geht.

Merke:

Nicht vom Trampolin herunterspringen.

- Immer barfuß üben. Dies verbessert die Wahrnehmung und verringert die Unfallgefahr.
- Niemals vom schwingenden Trampolin auf den Boden springen, sondern immer vorher auf dem Trampolin zum Stehen kommen und dann langsam heruntergehen. Durch das Training auf dem Trampolin kommt es zu einer „Verstellung“ der Empfindlichkeit der Rezeptoren und infolgedessen zu einer erhöhten Verletzungsgefahr von Bändern und Gelenken beim Aufprall auf den harten Boden.

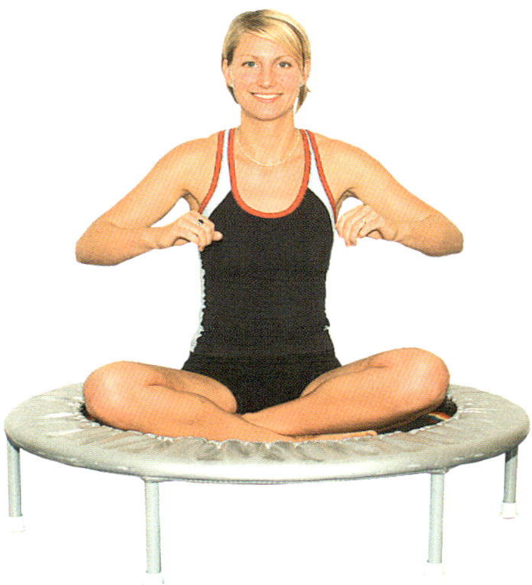

Übung 45

Grundschwingen

Ausgangsposition: Grundstellung auf dem Trampolin, d. h.: Die Füße sind hüftbreit auseinander, die ganze Fußsohle hat Mattenkontakt. Die Knie sind etwas gebeugt, die Kniescheiben zeigen leicht nach außen. Leichte Beckenkippung, Oberkörper aufrecht (Marionette, s. Abb. 108), die Arme hängen locker seitlich am Körper. Zum Erspüren der richtigen Beckenkippung siehe Kap. 3.1.

Schwingen Sie gleichmäßig auf und ab, ohne dass dabei die Füße den Kontakt zur Matte verlieren. Achten Sie darauf, dass besonders die Ferse immer unten bleibt, sonst bekommen Sie Muskelkater in der Wade.

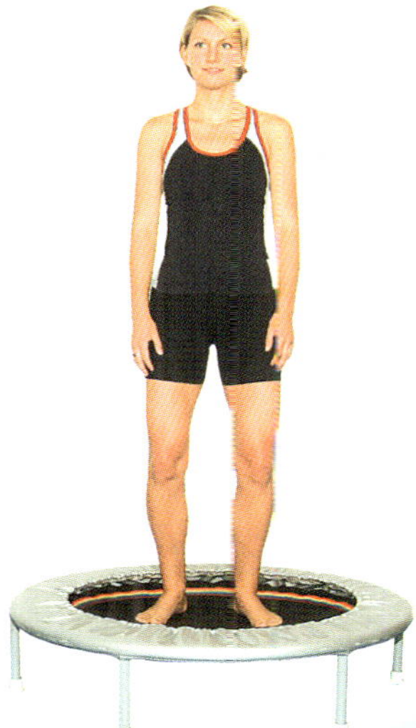

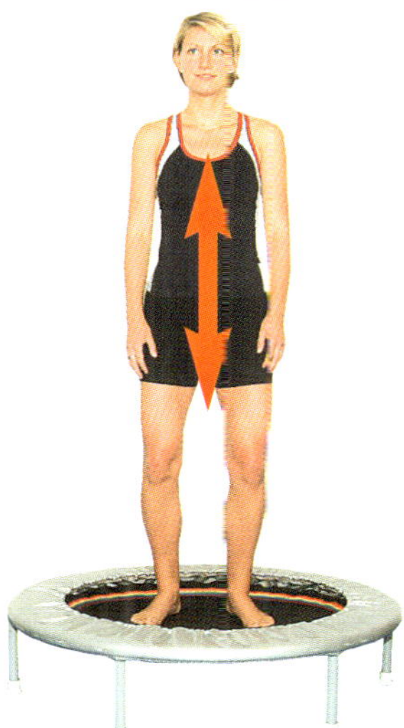

Wirkung/Feedback:

- Verbesserung der Koordination (Gleichgewicht).
- Verbesserung der Wahrnehmung (aufrechte Haltung).
- Training der kleinen Rückenmuskeln (Stabilisierungssystem).

Abb. 53 a-b: Grundschwingen

Tipp:

Legen Sie sich während des Schwingens ein Buch oder einen Tischtennisschläger auf den Kopf. Damit dieser nicht herunterfällt, müssen Sie aufrecht bleiben.

Übung 46

Seemann

Ausgangsposition: Grundschwingen.

Verlagern Sie Ihr Gewicht, während Sie immer weiterschwingen, langsam von einem Bein auf das andere, während der Oberkörper aufrecht bleibt und nicht zur Seite kippt. Zwischendurch wieder auf die leicht gebeugten Kniegelenke achten!

Während der gesamten Übung schwingen!

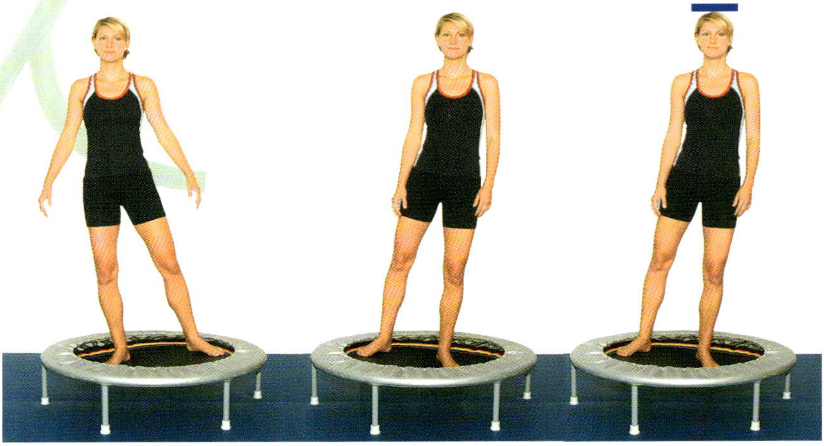

Abb. 54 a-c: Seemann

Wirkung/Feedback:

- Verbesserung der Koordination (Gleichgewicht).
- Verbesserung der Wahrnehmung (aufrechte Haltung).
- Training der kleinen Rückenmuskeln (Stabilisierungssystem).

Übung 47

Gewichtsverlagerung

Ausgangsposition: Grundschwingen.

Während Sie schwingen, verlagern Sie das Gewicht im Wechsel nach vorn und hinten, von einem Bein auf das andere. Wichtig ist, dass die Kniegelenke leicht gebeugt sind und der Oberkörper aufrecht bleibt.

Während der gesamten Übung schwingen!

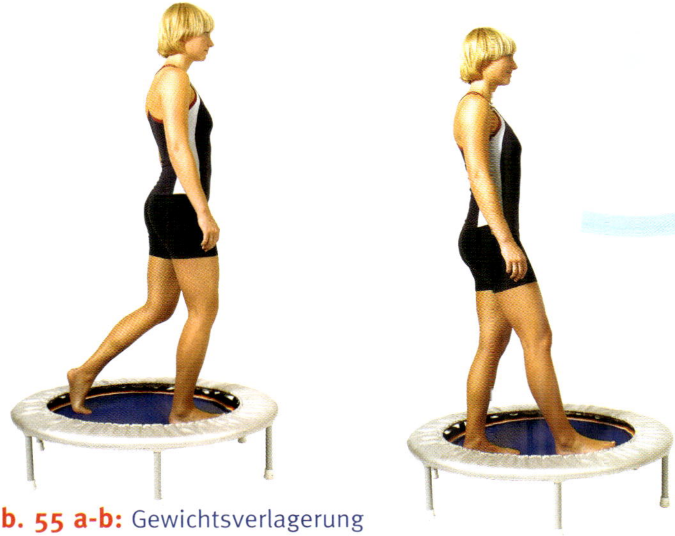

Abb. 55 a-b: Gewichtsverlagerung

Wirkung/Feedback:

- Verbesserung der Koordination (Gleichgewicht).
- Verbesserung der Wahrnehmung (aufrechte Haltung).
- Training der kleinen Rückenmuskeln (Stabilisierungssystem).

Übung 48

Storch

Ausgangsposition: Grundschwingen.

Wenn Sie das Gewicht auf das vordere Bein verlagern, nehmen Sie den gegenseitigen Arm mit nach vorne oben.

Beim Zurückschwingen die Arme wechseln.

Während der gesamten Übung schwingen!

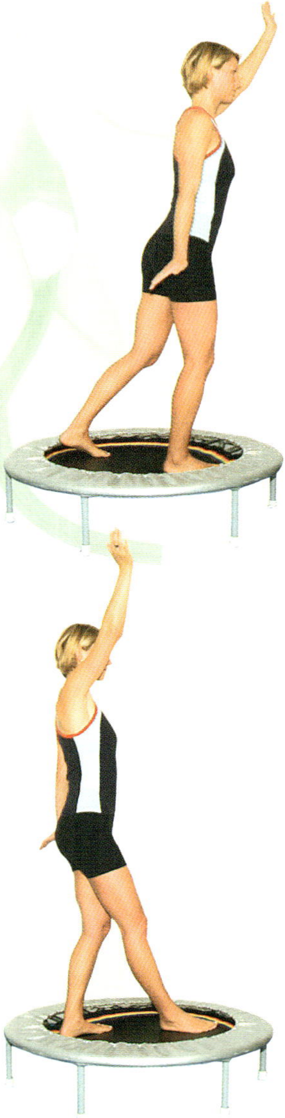

Abb. 56 a-b: Storch

Wirkung/Feedback:

- Verbesserung des Gleichgewichts.
- Verbesserung der Wahrnehmung (aufrechte Haltung).
- Training der kleinen Rückenmuskeln (Stabilisierungssystem).

Übung 49

Entspannung des Kapuzenmuskels

Ausgangsposition: Grundschwingen.

Neigen Sie den Kopf zu Ihrer rechten Schulter und legen Sie die rechte Hand auf den Scheitel.

Lassen Sie beim Schwingen die linke Schulter mit der Schwerkraft absinken, der Kopf sinkt nach rechts.

Die rechte Hand hält den Kopf nur, ziehen Sie keinesfalls am Kopf. Anschließend führen Sie die Übung zur linken Seite aus.

Während der gesamten Übung schwingen!

Wirkung/Feedback:

- Entspannung des Kapuzenmuskels (M. trapezius).
- Ziehen an der linken bzw. rechten Halsseite von der oberen Halswirbelsäule bis zur Schulter.
- Verbesserung der Koordination (Gleichgewicht).
- Verbesserung der Wahrnehmung (aufrechte Haltung).
- Training der kleinen Rückenmuskeln (Stabilisierungssystem).

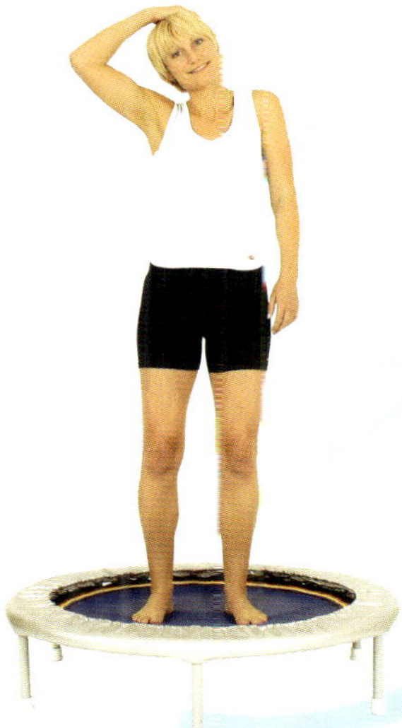

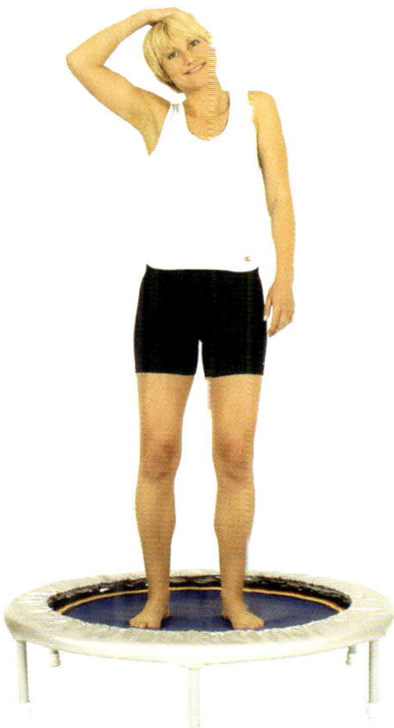

Abb. 57 a-b: Entspannung des Kapuzenmuskels

Übung 50

Entspannung des Schulterblatthebers

Ausgangsposition: Grundschwingen.

Neigen Sie den Kopf nach vorn rechts, als ob Sie unter Ihre Achsel schauen wollten. Legen Sie die rechte Hand von vorn auf den Scheitel. Lassen Sie beim Schwingen den Kopf mit der Schwerkraft nach unten sinken (Schulterblattheber entspannt). Ziehen Sie nicht am Kopf. Anschließend führen Sie die Übung nach links aus.

Während der gesamten Übung schwingen.

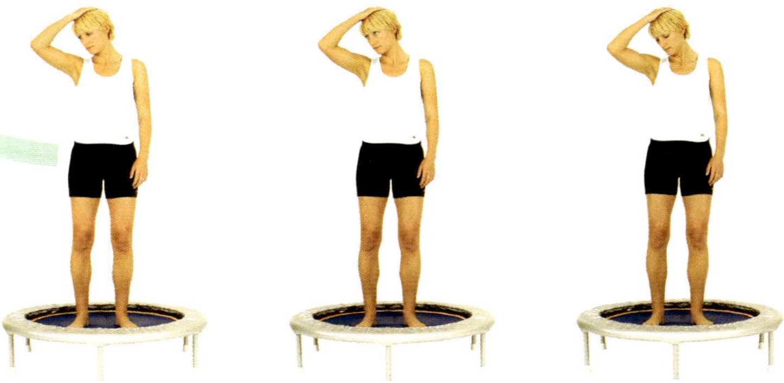

Abb. 58 a-c: Entspannung des Schulterblatthebers

Wirkung/Feedback:

- Entspannung des Schulterblatthebers (M. levator scapulae).
- Ziehen links bzw. rechts entlang der Halswirbelsäule vom zweiten/dritten Halswirbel bis zum oberen Schulterblattwinkel.
- Verbesserung der Koordination (Gleichgewicht).
- Verbesserung der Wahrnehmung (aufrechte Haltung).
- Training der kleinen Rückenmuskeln (Stabilisierungssystem).

Übung 51

Entspannung der langen Nackenstrecker

Ausgangsposition: Grundschwingen.

Verschränken Sie die Hände hinter dem Hinterkopf und neigen Sie das Kinn auf die Brust. Lassen Sie den Kopf beim Schwingen mit der Schwerkraft nach unten sinken (Nackenstrecker entspannt). Führen Sie die Übung vorsichtig aus, um nicht vom Trampolin zu fallen.

Während der gesamten Übung schwingen.

Ansicht von vorn **Seitenansicht**

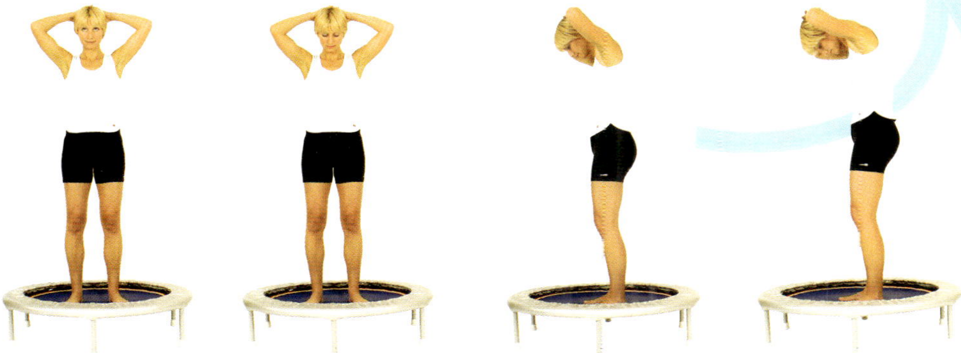

Abb. 59 a-d: Entspannung der langen Nackenstrecker

Wirkung/Feedback:

- Entspannung der langen Nackenstrecker (M. longus capitis; M. longus colli).
- Ziehen an der Rückseite des Halses bis in die obere Brustwirbelsäule.
- Verbesserung der Koordination (Gleichgewicht).
- Verbesserung der Wahrnehmung (aufrechte Haltung).
- Training der kleinen Rückenmuskeln (Stabilisierungssystem).

Übung 52

Entspannung der seitlichen Halsmuskeln (Mm. scaleni)

Ausgangsposition: Grundschwingen.

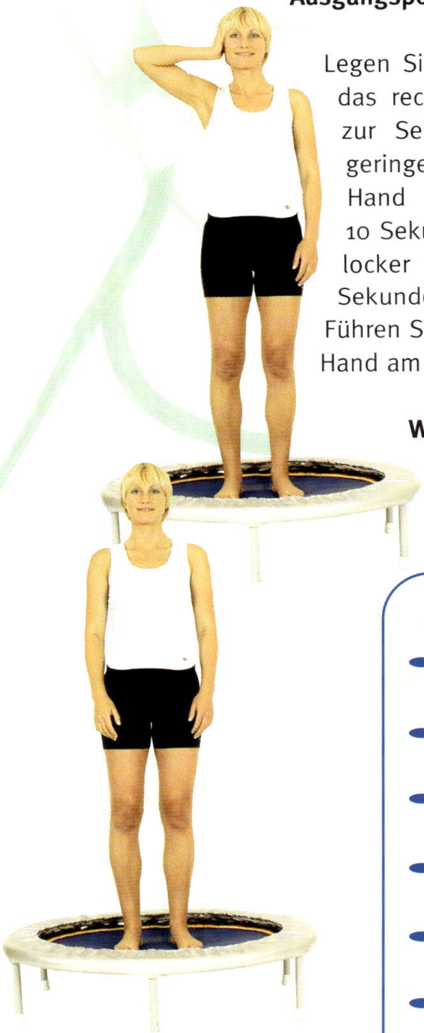

Abb. 60 a-b

Legen Sie die Handfläche Ihrer rechten Hand an das rechte Ohr. Der Ellbogen zeigt waagerecht zur Seite. Drücken Sie beim Schwingen mit geringer Kraft das Ohr in die Hand (nicht die Hand ans Ohr). Halten Sie die Spannung 10 Sekunden. Lassen Sie den Arm anschließend locker herunterhängen. Entspannen Sie 10 Sekunden. Wiederholen Sie die Übung 3 x. Führen Sie die Übung anschließend mit der linken Hand am linken Ohr aus.

Während der gesamten Übung schwingen.

Wirkung/Feedback:

- Entspannung der seitlichen Halsmuskeln (Mm. scaleni).
- Lösen von Blockierungen der ersten Rippe.
- Entlastung der Armnerven und der Lymphgefäße des Arms.
- Verbesserung der Koordination (Gleichgewicht).
- Verbesserung der Wahrnehmung (aufrechte Haltung).
- Training der kleinen Rückenmuskeln (Stabilisierungssystem).

Übung 53

Entspannung des Brustmuskels am Rippenansatz

Ausgangsposition: Grundschwingen.

Legen Sie vor der Brust Ihre Handflächen aneinander, die Ellbogen zeigen zur Seite. Drücken Sie beim Schwingen mit geringer Kraft die Handflächen gegeneinander (als ob Sie ein rohes Ei zwischen den Händen hätten) und halten Sie die Spannung 10 Sekunden. Lassen Sie anschließend die Hände locker herunterhängen. Führen Sie diese Übung mehrmals aus, indem Sie die Hände in unterschiedlicher Höhe vor der Brust halten. Die Höhe entspricht jeweils dem Rippenpaar, an dem dieser Teil des Brustmuskels ansetzt.

Während der gesamten Übung schwingen.

Wirkung/Feedback:

- Entspannung des Brustmuskels (M. pectoralis major) in seinen verschiedenen Abschnitten.
- Lösen von Rippenblockierungen am Brustbeinansatz.
- Verbesserung der Koordination (Gleichgewicht).
- Verbesserung der Wahrnehmung (aufrechte Haltung).
- Training der kleinen Rückenmuskeln (Stabilisierungssystem).

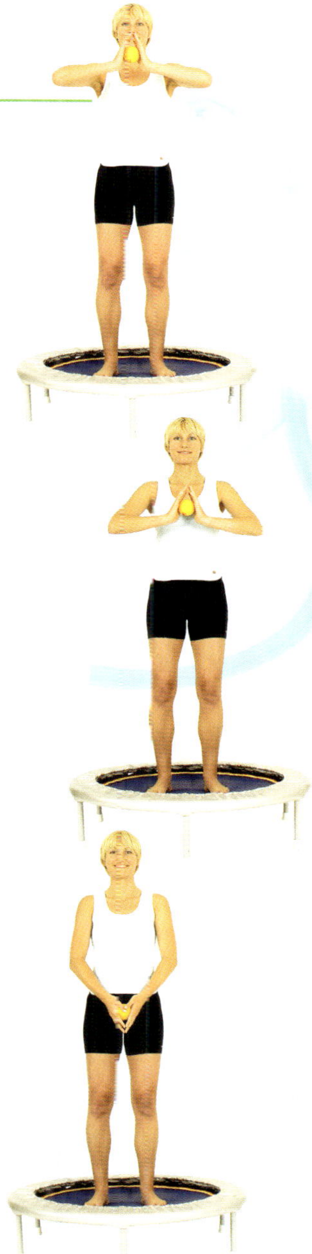

Abb. 61 a-c

Übung 54

Ballkreisen

Ausgangsstellung: Siehe **Grundschwingen**.

Nehmen Sie einen kleinen Ball und reichen diesen, während Sie schwingen, um Ihren Körper herum. Mal rechtsherum – mal linksherum. Oder auch im großen Bogen vor dem Körper über dem Kopf übergeben.

Während der gesamten Übung schwingen!

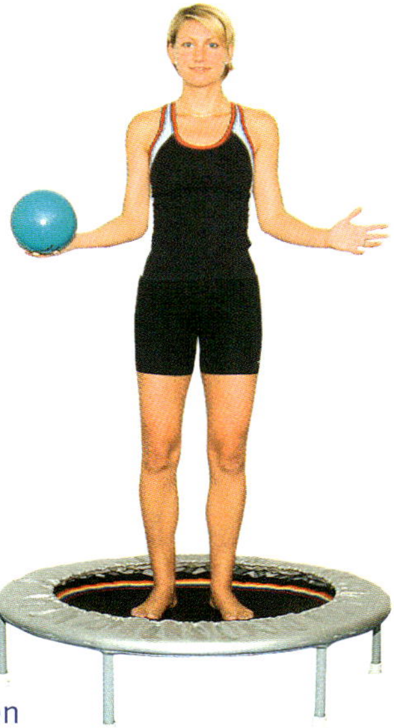

Abb. 62: Ballkreisen

Wirkung/Feedback:

- Koordination (Gleichgewicht).
- Training der kleinen Rückenmuskeln (Stabilisierungssystem).

Übung 55

Die Wäsche aufhängen

Hierbei handelt es sich um die Grundübung der Rückenschule, die aber erst durch das zusätzliche Schwingen auf dem Trampolin im Unterbewusstsein abgespeichert wird und von dort im Alltag abgerufen werden kann.

Zunächst steht der „Wäschekorb“ auf einem Hocker: Beugen Sie sich mit geradem Rücken nach vorn und verlagern Sie Ihren Körperschwerpunkt nach hinten. Stellen Sie sich vor, Sie sind ein Kran, der, um eine Last heben zu können, auf der Gegenseite ein „Gegengewicht“ braucht (Ihr Gesäß). Ihr Rücken ist dann gerade, wenn Sie das Gefühl haben, ein Hohlkreuz zu machen (Dies passiert beim Vorneigen nicht!). Steller Sie sich nun vor, Sie nehmen ein Wäschestück aus dem Korb. Richten Sie sich auf und „hängen“ es, so hoch Sie können, auf die Leine. Dabei immer weiterschwingen.

Wenn Sie die Übung bis hierhin beherrschen (aber erst dann), stellen Sie sich vor, der „Wäschekorb“ steht auf dem Boden. Neigen Sie sich wieder nach vorn, so weit Sie dies mit geradem Rücken und Gewichtsverlagerung können. Jetzt beugen Sie die Kniegelenke, bis Sie den Grund des „Wäschekorbs“ erreichen. Dann die „Last“ an den Körper nehmen und aufrichten, danach erst die Knie strecken. Richten Sie sich nun auf und hängen Sie die „Wäsche“ über dem Kopf auf. Während der gesamten Übung weiterschwingen.

Üben Sie am besten vor einem Spiegel und haben Sie Geduld, bis Sie das **Wäscheaufhängen** wirklich beherrschen. Das Erlernen eines neuen Bewegungsprogramms erfordert Zeit.

Während der gesamten Übung schwingen!

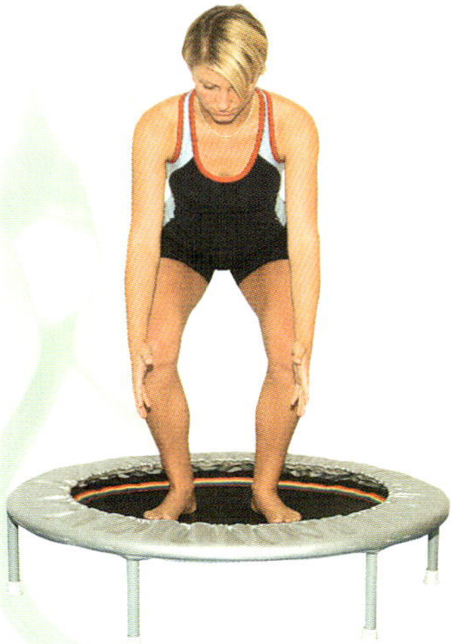

Wirkung/Feedback:

- Erarbeitung und Training eines neuen Bewegungsprogramms.
- Automatisieren der Aufrichtung.

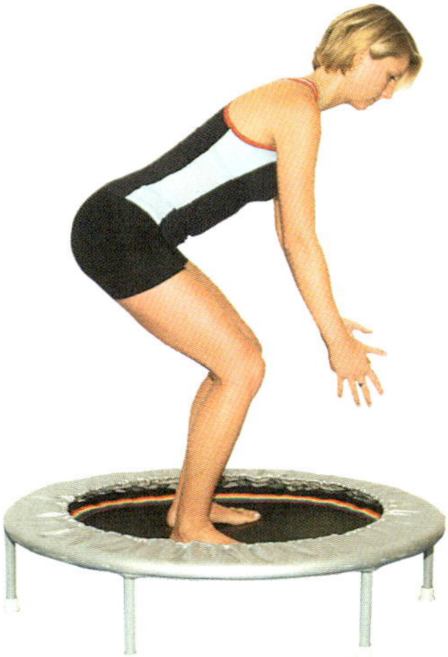

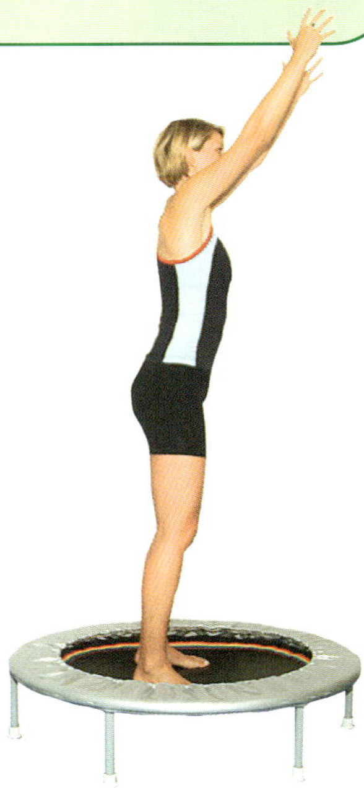

Abb. 63 a-c: Die Wäsche aufhängen.

Übung 56

Ballachter

Ausgangsposition: Siehe **Grundschwingen**.

Gehen Sie, während Sie immer weiterschwingen, in die tiefe Hocke. Auch hierbei ist der Oberkörper aufrecht (wie beim Wäscheaufhängen). Geben Sie den kleinen Ball wechselseitig um den rechten und linken Oberschenkel.

Während der gesamten Übung schwingen!

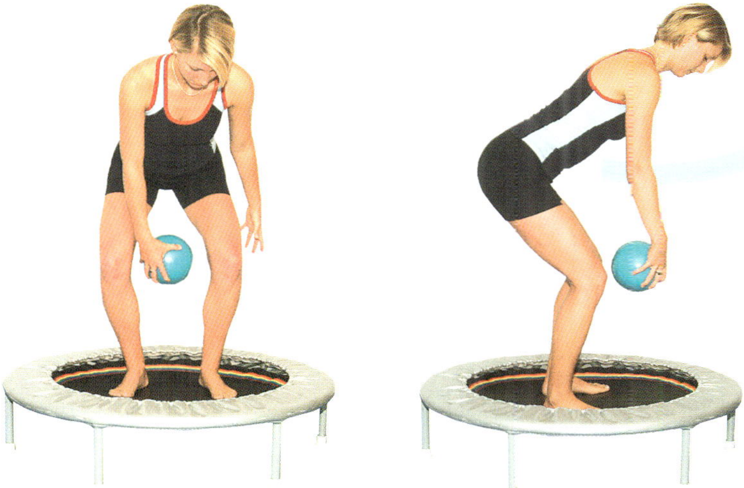

Abb. 64 a-b: Ballachter

Wirkung/Feedback:

- Erarbeitung und Training eines neuen Bewegungsprogramms.
- Automatisieren der Aufrichtung.

Übung 57

Einbeinstand

Ausgangsposition: Grundschwingen.

Stellen Sie sich auf das rechte Bein und versuchen Sie, so lange wie möglich, die Balance zu halten. Je besser Sie diese Übung beherrschen, umso mehr achten Sie beim Schwingen darauf, möglichst wenige Wackelbewegungen zu machen. Anschließend mit dem linken Bein üben. Mehrmals wechseln.

Während der gesamten Übung schwingen!

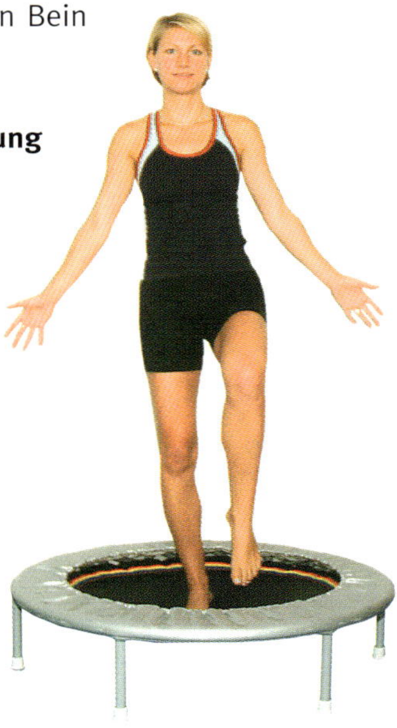

Abb. 65: Einbeinstand

Wirkung/Feedback:

- Koordination (Gleichgewicht).
- Training der kleinen Rückenmuskeln (Stabilisierungssystem).
- Verbesserung der Stabilität der Oberschenkelknochen (Osteoporosevorbeugung).

Übung 58

Einen Ball durchgeben

Ausgangsposition: Grundschwingen.

Versuchen Sie, während des Schwingens im Wechsel einbeinig auf dem Trampolin zu stehen. Dabei können Sie den kleinen Ball jeweils unter dem angehobenen Oberschenkel hindurchgeben.

Während der gesamten Übung schwingen!

Hinweis:

Führen Sie die Übung langsam aus und legen Sie Ihr Hauptaugenmerk auf die aufrechte Haltung, während Sie auf einem Bein stehen.

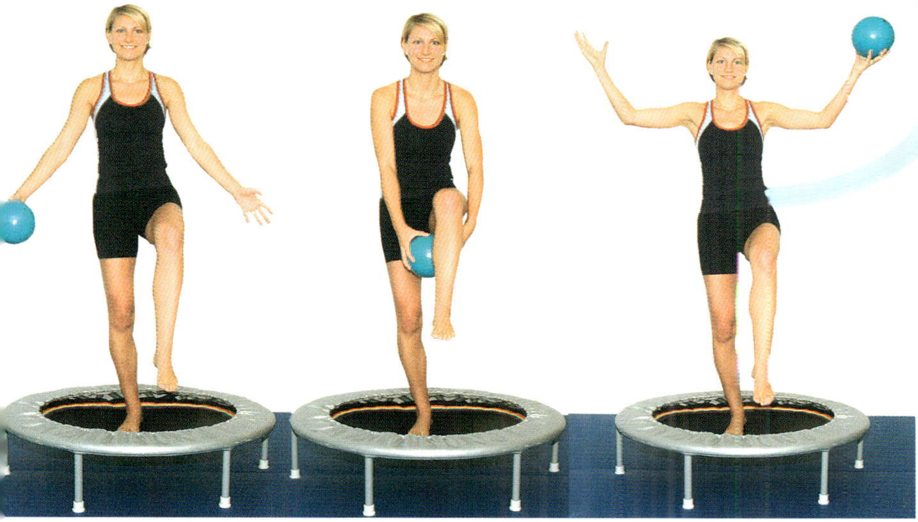

Abb. 66 a-c: Einen Ball durchgeben

Wirkung/Feedback:

- Koordination (Gleichgewicht).
- Training der kleinen Rückenmuskeln (Stabilisierungssystem).
- Verbesserung der Stabilität der Oberschenkelknochen (Osteoporosevorbeugung).

Übung 59

Gehen auf der Stelle

Ausgangsposition: Grundstellung, beide Füße stehen nebeneinander.

Gehen Sie im flotten Tempo auf der Stelle, indem Sie nur die Fersen von der Matte lösen und die Zehenspitzen stehen lassen. Nehmen Sie auch die Arme mit.

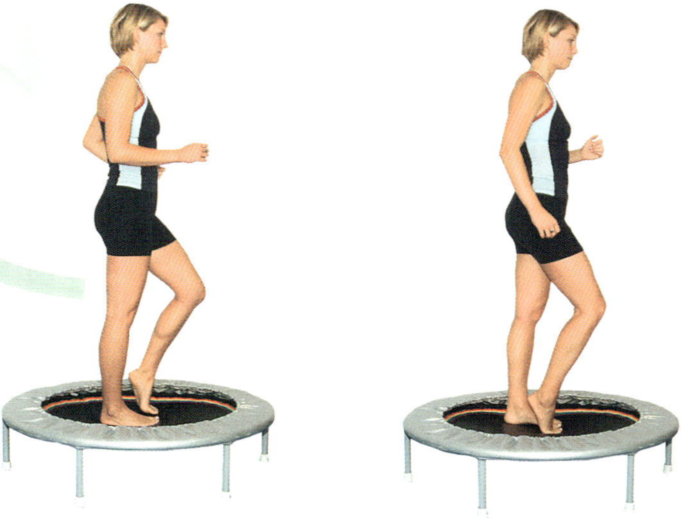

Abb. 67 a-b: Gehen auf der Stelle

Wirkung/Feedback:

- Verbesserung des Gleichgewichts.
- Verbesserung der Wahrnehmung (aufrechte Haltung).
- Verbesserung der Ausdauer.

Übung 60

Reiten

Ausgangsposition: Schneidersitz; die Arme angewinkelt neben dem Körper.

Schwingen Sie sich nur mithilfe der Arme auf und ab, bis Sie das Gefühl haben, zu reiten oder zu fliegen.

Dies kann Ihre Lieblingsübung werden. Zwischendurch die Beine wechseln.

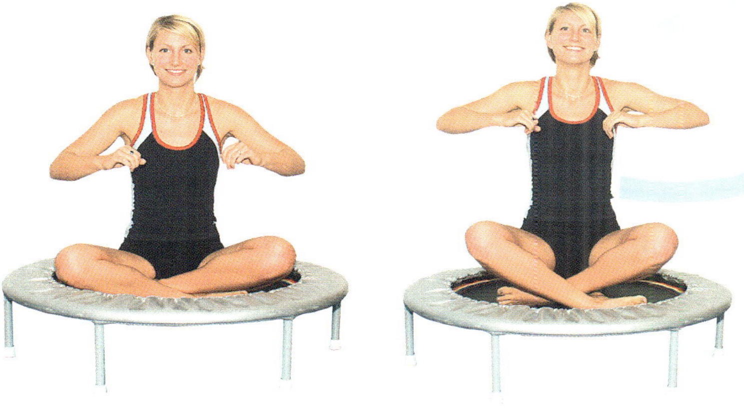

Abb. 68 a-b: Reiten

Wirkung/Feedback:

- Ganzkörperentspannungs- und Kräftigungsübung.

Übung 61

Auswärtsdrehung

Ausgangsposition: Grundstellung; Therabandwicklung (siehe S. 53/54).

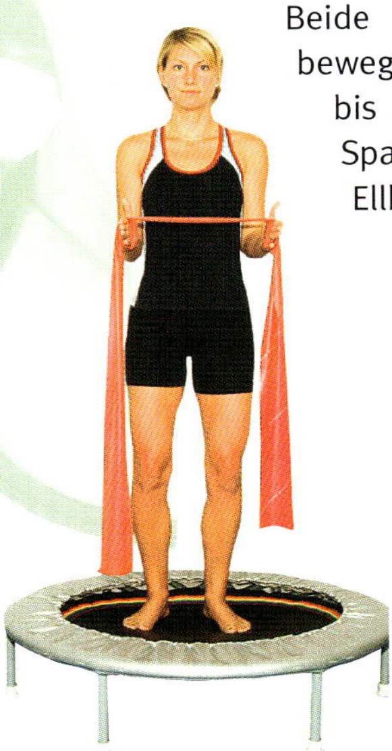

Beide Hände langsam nach hinten außen bewegen (Auswärtsdrehung der Unterarme), bis das Theraband gespannt ist, dann der Spannung des Bandes langsam nachgeben, Ellbogen bleiben am Körper.

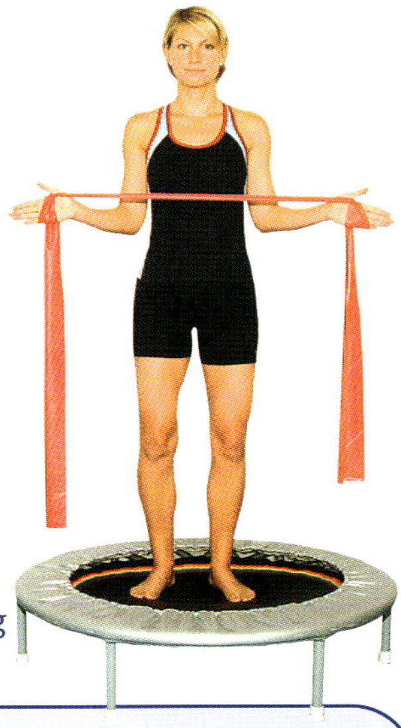

Abb. 69 a-b: Auswärtsdrehung

Wirkung/Feedback:

- Koordination.
- Training der kleinen Rückenmuskeln.
- Training der unteren Schulterblattfixatoren (M. trapezius, unterer Anteil, Mm. rhomboidei).

Übung 62

Nackenübung

Ausgangsposition: Grundstellung; Therabandwicklung (siehe S. 53/54).

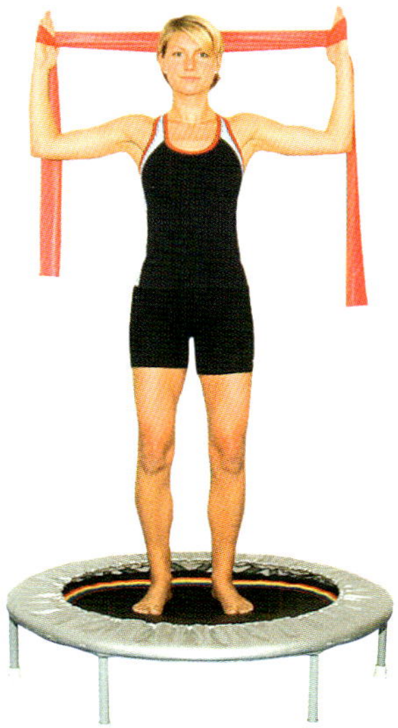

Legen Sie in Händehochstellung das Theraband hinter den Kopf, die Blickrichtung bleibt gerade nach vorn.
Führen Sie die Hände nach vorn zusammen und drücken Sie dabei den Hinterkopf gegen das Band. Dabei weiterschwingen.

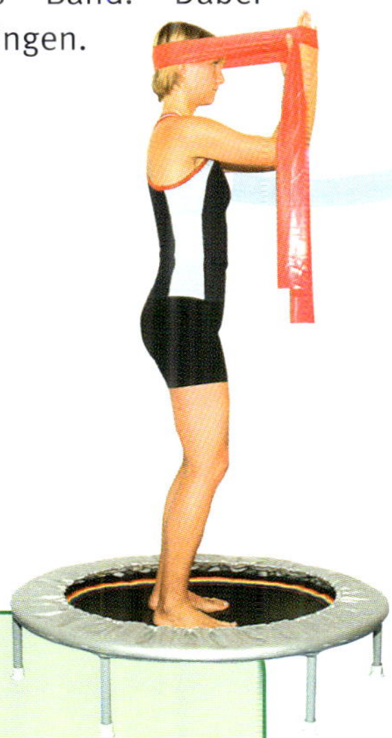

Abb. 70 a-b: Nackenübung

Wirkung/Feedback:

- Kräftigung und Entspannung der Nackenstrecker.
- Kräftigung und Entspannung der Schultergürtelmuskulatur (Rotatorenmanschette).
- Koordination.

Übung 63

Schulterübung

Ausgangsposition: Grundstellung; Therabandwicklung (siehe S. 53/54). Der linke Arm ist senkrecht nach unten gestreckt, die Handfläche zeigt nach unten, die Fingerspitzen schräg nach vorn außen. Der rechte Arm ist senkrecht nach oben gestreckt (dicht am Ohr anliegend); die Handfläche zeigt nach oben, die Fingerspitzen nach hinten außen.

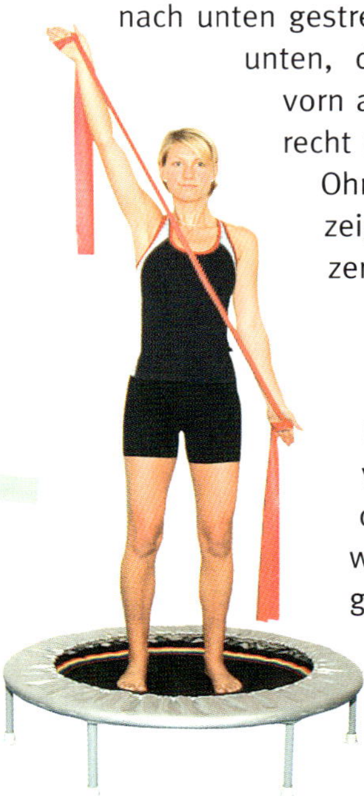

Das Theraband wird diagonal vor dem Körper gespannt und dann die Armpositionen gewechselt. Dabei weiterschwingen.

Abb. 71: Schulterübung

Wirkung/Feedback:

- Kräftigung und Entspannung der Schultergürtelmuskulatur (Rotatorenmanschette).
- Koordination.

Übung 64

Laufen mit dem Theraband

Ausgangsposition: Grundstellung.

Schlingen Sie das Theraband um ein Bein des Trampolins und wickeln die Enden wie üblich um die geöffneten Hände (siehe S. 53/54). Heben Sie die Arme über den Kopf und federn Sie gegen den Widerstand des Bandes, um die Aufrichtung zu erarbeiten. Anschließend gegen den Widerstand des Bandes auf der Stelle laufen.

Achtung! Nicht beide Beine gleichzeitig abheben und springen (Kippge- fahr).

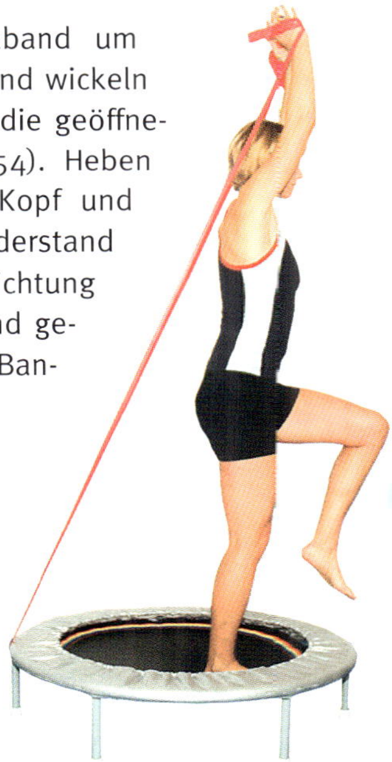

Abb. 72:
Laufen mit dem Theraband

Wirkung/Feedback:

- Erleichterung der Aufrichtung und der richtigen Beckenkippung.
- Koordination.
- Ausdauer.

Übung 65

Laufen auf dem Trampolin

Ausgangsposition: Grundstellung.

Diese Übung ist Übung 59 (Gehen auf der Stelle) ähnlich, nur heben Sie diesmal die Füße beim Laufen ab. Nehmen Sie auch wieder die Arme mit.

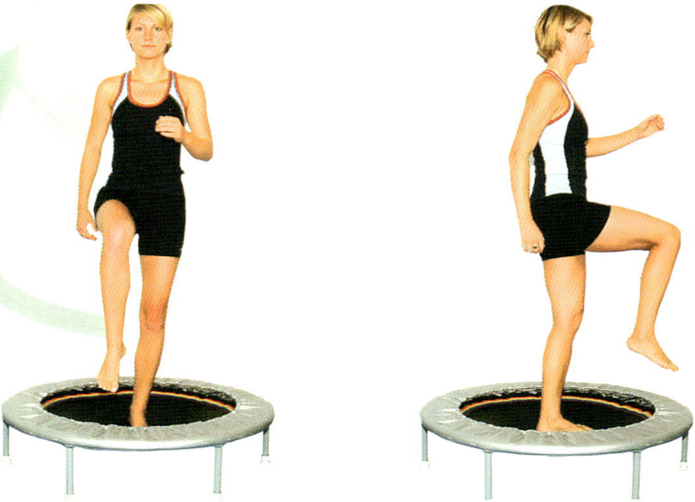

Abb. 73 a-b: Laufen auf dem Trampolin

Wirkung/Feedback:

- Verbesserung der Koordination (Gleichgewicht).
- Verbesserung der Wahrnehmung (aufrechte Haltung).
- Verbesserung der Ausdauer (Kreislauftraining).

Übung 66

Springen auf dem Trampolin

Ausgangsposition: Grundstellung, Füße stehen nebeneinander.

Beginnen Sie, gleichmäßig zu schwingen – steigern Sie dann nach und nach Ihre „Sprungkraft", bis sich die Füße von der Matte lösen und Sie richtig springen.

Um das Gleichgewicht gut zu halten, stellen Sie sich beim Springen immer die Bewegung nach oben vor, „dass Sie größer werden".

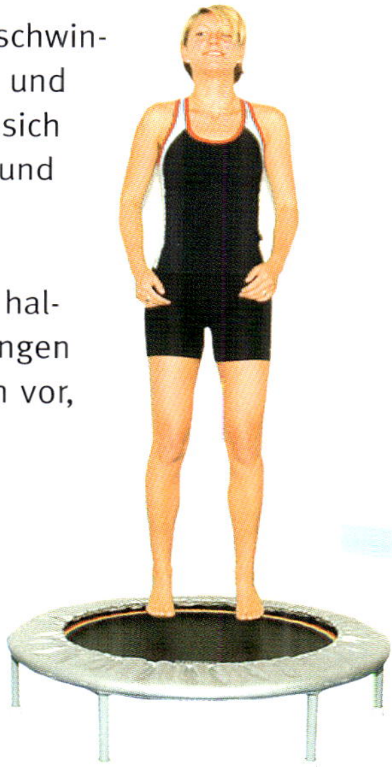

Abb. 74:
Springen auf dem Trampolin

Wirkung/Feedback:

- Verbesserung des Gleichgewichts.
- Verbesserung der Wahrnehmung (aufrechte Haltung).
- Kreislauftraining.

Übung 67

Grätschsprung

Ausgangsposition: Grundstellung, die Füße stehen nebeneinander.

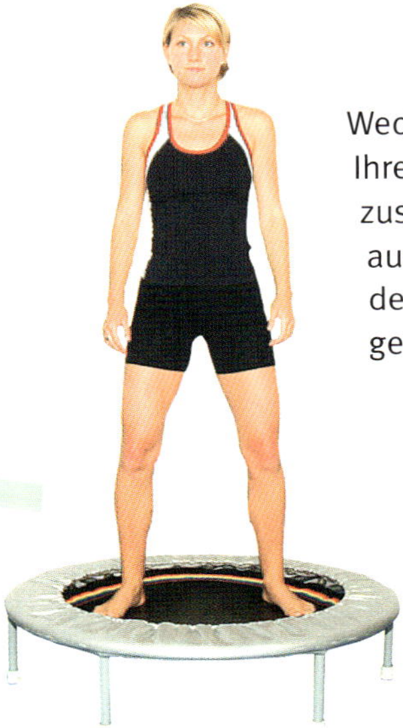

Wechseln Sie bei jedem Sprung Ihre Fußstellung – die Füße eng zusammen – die Füße seitlich auseinander (Vorsicht: Nicht auf den Rand des Trampolins springen!).

Abb. 75: Grätschsprung

Wirkung/Feedback:

- Verbesserung des Gleichgewichts.
- Verbesserung der Wahrnehmung (aufrechte Haltung).
- Kreislauftraining.

Übung 68

Schrittwechselsprung

Ausgangsposition: Grundstellung, Füße stehen nebeneinander.

Springen Sie dann mit den Füßen in Schrittstellung – im Wechsel rechter und linker Fuß vor.

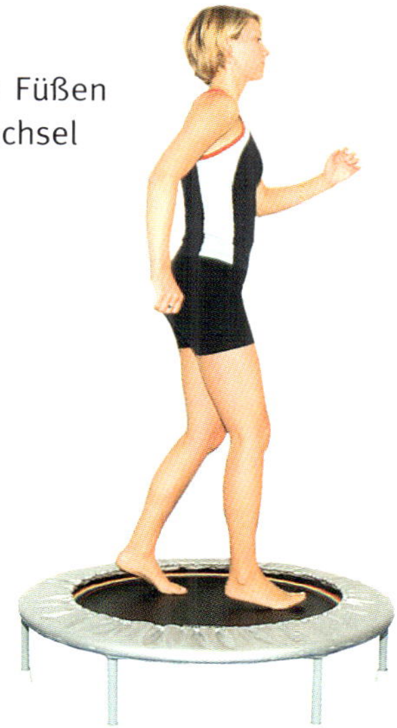

Abb. 76: Schrittwechselsprung

Wirkung/Feedback:

- Verbesserung des Gleichgewichts.
- Verbesserung der Wahrnehmung (aufrechte Haltung).
- Kreislauftraining.

Übung 69

Hampelmann

Ausgangsposition: Grundstellung, Füße stehen nebeneinander.

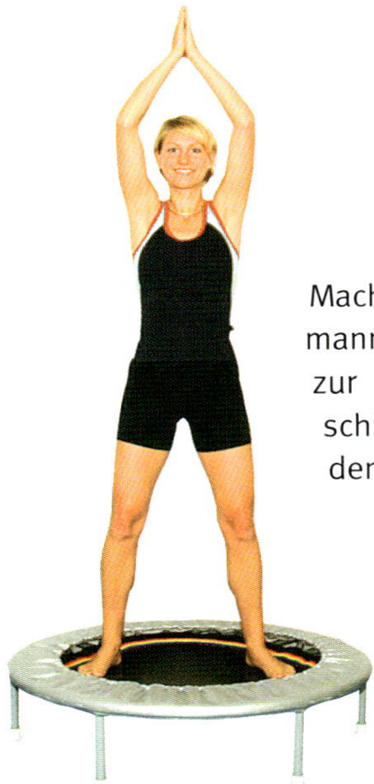

Machen Sie einen Hampelmann, d. h., wenn die Beine zur Seite gespreizt werden, schlagen die Hände über dem Kopf zusammen.

Abb. 77: Hampelmann

Wirkung/Feedback:

- Verbesserung des Gleichgewichts.
- Verbesserung der Wahrnehmung (aufrechte Haltung).
- Kreislauftraining.

Übung 70

Twist

Ausgangsposition: Grundstellung.

Drehen Sie beim Springen Ihren Körper etwas nach links bzw. rechts (wie bei der „Skigymnastik").

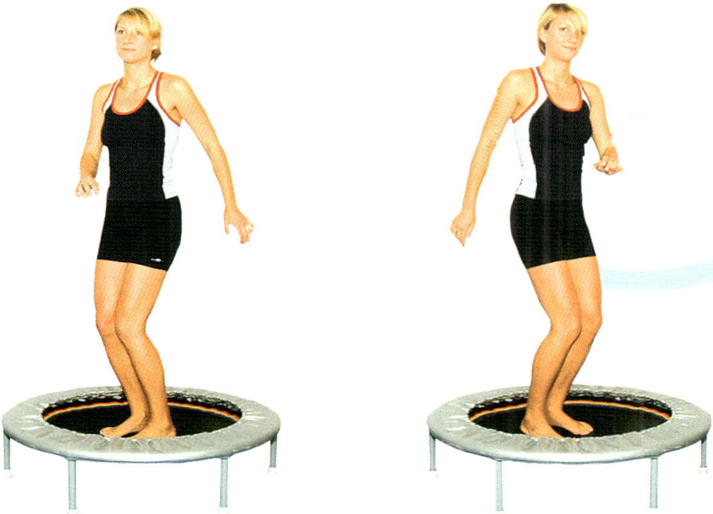

Abb. 78 a-b: Twist

Wirkung/Feedback:

- Verbesserung des Gleichgewichts.
- Verbesserung der Wahrnehmung (aufrechte Haltung).
- Kreislauftraining.

Übung 71

Seilspringen

Ausgangsposition: Grundstellung.

Springen Sie mit dem Seil ohne oder mit Zwischensprung auf dem Trampolin.

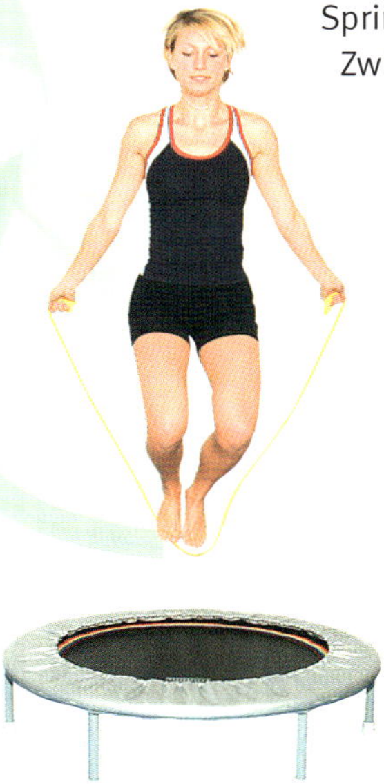

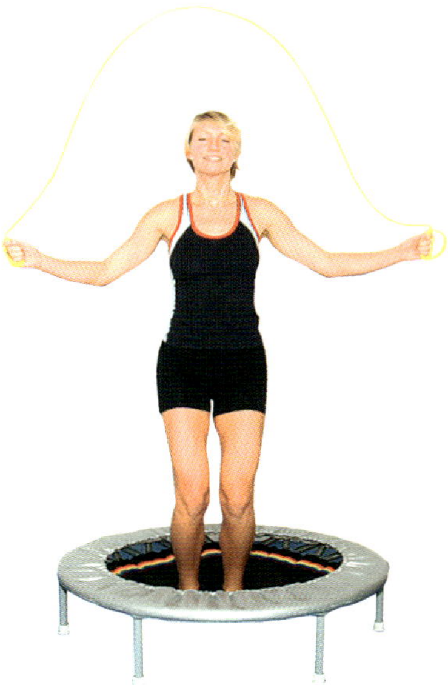

Abb. 79 a-b:
Seilspringen

Wirkung/Feedback:

- Verbesserung der Koordination (Gleichgewicht).
- Verbesserung der Wahrnehmung (aufrechte Haltung).
- Kreislauftraining.

2.7 Grundübungen für die Atmung, das tiefe Stabilisierungssystem und zur allgemeinen Muskelentspannung

Übung 72

Fahrstuhlübung

Diese Übung, die eigentlich aus der Rückbildungsgymnastik der Wöchnerinnen kommt, bewirkt sowohl eine Entspannung als auch eine Kräftigung der Beckenbodenmuskulatur. Als Übung für das tiefe Stabilisierungssystem (Bauchblase) sollte sie, wie die Zwerchfellübung, Bestandteil jeder Übungsfolge sein (siehe Kap. 3.1). Wenn Sie es einmal nicht schaffen, Ihre tägliche Übungszeit einzuhalten, dann führen Sie an diesem Tag nur 3 x die Fahrstuhlübung durch (z. B. in einer langweiligen Sitzung, einer Warteschlange oder im Fahrstuhl).

Ausgangsposition:
Seitlage, die obere Hand liegt auf dem Kreuzbein mit dem Mittelfinger auf der Steißbeinspitze; nach dem Erlernen der Übung auch im Sitzen oder Stehen.

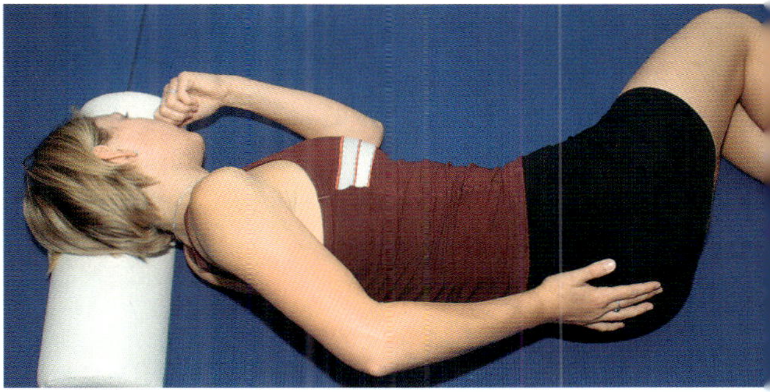

Abb. 80: Fahrstuhlübung im Liegen

Stellen Sie sich vor, dass Sie Ihren Darm nach innen oben in Richtung Nabel ziehen (als ob er etwas einsaugen will). – Der „Fahrstuhl“ (Beckenboden) fährt nach oben: Ca. 20 Sekunden Anspannung, bis der Beckenboden („Fahrstuhl“) oben angekommen ist, dann ganz langsam wieder entspannen (20 Sekunden), bis der „Fahrstuhl“ (Beckenboden) wieder unten ankommt. Die Übung 3 x wiederholen, dabei weiteratmen.

Wichtig ist, dass der gesamte Ablauf langsam-fließend durchgeführt wird (20 Sekunden unbedingt einhalten). Dies wird Ihnen anfangs vielleicht nicht gelingen, aber Geduld, Übung macht den Meister.

Wirkung/Feedback:

- Wenn Sie die Übung zum ersten Mal durchführen, halten Sie mit der anderen Hand die Nase zu. Der Druck des „Ansaugens“ überträgt sich vom Beckenboden über das Zwerchfell bis zur Nase oder bis zum Ohr. Es kann sogar zu einem Knacken im Ohr kommen.

- Nachdem Sie diese Übung im Liegen beherrschen, kann man sie auch im Sitzen oder im Stehen durchführen. Das Zuhalten der Nase kann, nachdem die Übung beherrscht wird, weggelassen werden.

- Der Beckenboden ist motorisch so „geschaltet“, dass er beim Ausatmen angespannt und beim Einatmen entspannt wird (im Gegensatz zu den meisten anderen Muskeln). Lassen Sie den Fahrstuhl deshalb während der Ausatmung immer ein paar „Etagen“ höher fahren und während der Einatmung „anhalten“.

Übung 73

Atemübung 1

Ausgangsposition: Aufrechter Stand, Sitz (siehe Kap. 2.1) oder auch im Liegen, die Hände liegen beidseits auf dem Rippenbogen.

Einatmen bis zur Mittelstellung („Lu-nge halb voll“). Dann die Nase zuhalten. Saugen Sie nun „trocken“, ohne weitere Einatemmöglichkeit, da die Nase zu ist, weiter ein und konzentrieren Sie sich dabei auf das Zwerchfell. Das Zwerchfell wird nach unten gedrückt. Die Nase freigeben und langsam ausatmen. Diese Übung wird 3 x wiederholt und beim dritten Mal wird eine maximale Ausatmung mit Einziehen des Nabels nach innen durchgeführt (Bauchmuskelaktivierung).

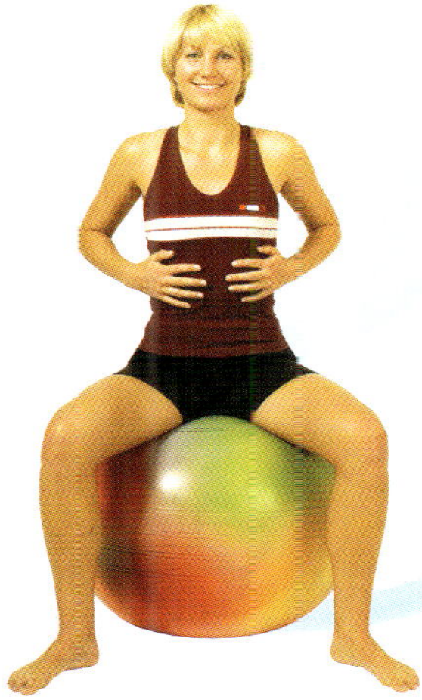

Abb. 81: Atemübung 1 im Sitzen

Wirkung/Feedback:

- Entspannung des Zwerchfells.
- Spürbare Verlängerung der Ausatmung.
- Entspannung von Rückenstreckern und Hüftbeugern, „Auflösung“ eines Hohlkreuzes (der Rücken liegt nach der Übung flach auf).
- Die Anspannung der Bauchmuskeln, insbesondere des tiefen Bauchmuskels (M. transversus abdominis), als Gegenspieler des Zwerchfells, führt zu dessen zusätzlicher Entspannung.

Variante:

Der Buchstabe „P" kann durch die Buchstaben „T", „K" oder „Sch" ersetzt werden. Die Übung ist auch im Stehen oder Sitzen durchführbar. Beachten Sie die aufrechte Haltung (Kap. 2.1)!

Übung 74

Atemübung 2

Ausgangsposition: Wie bei „Atemübung 1" (im Sitzen, Liegen oder Stehen).

Durch die Nase tief einatmen und so langsam wie möglich durch den Mund ausatmen. Während der Ausatmung versuchen, den Buchstaben „P" so oft wie möglich zu sprechen (stellen Sie sich vor, dass Sie mit jedem „P" eine vor Ihnen stehende Kerze ausblasen möchten). Jedes „P" gibt einen kurzen Impuls (Kontraktion) des Zwerchfells, den man an den aufliegenden Händen sehen kann. Diese Übung 3 x wiederholen.

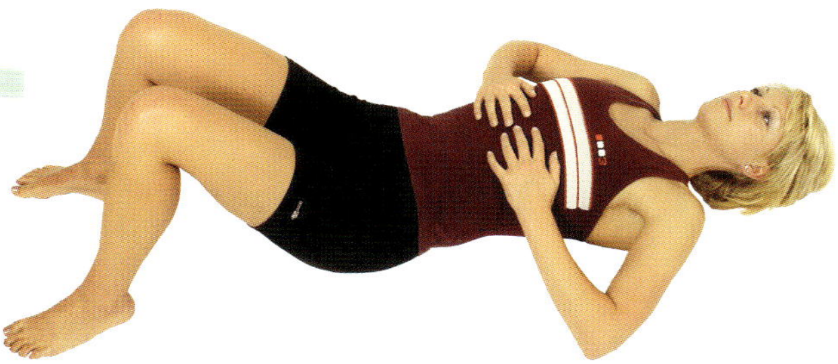

Abb. 82: Atemübung 2 im Liegen

Wirkung/Feedback:

- Entspannung des Zwerchfells.
- Spürbare Verlängerung der Ausatmung.
- Entspannung von Rückenstreckern und Hüftbeugern, „Auflösung" eines Hohlkreuzes (der Rücken liegt nach der Übung flach auf).

Übung 75

Reflektorische Entspannung der Rückenstrecker (Partnerübung)

Ausgangsposition: Seitlage auf Matte oder Liege, Partner steht oder kniet schräg dahinter.

Der Übungspartner legt seine Hände an den Beckenkamm des Übenden und zieht leicht nach hinten (gibt Widerstand). Der Übende spannt dagegen und lässt sich nicht nach hinten ziehen. Wenige Sekunden halten, dann die Hände freigeben, Spannung lösen. Nach wenigen Sekunden erneut Widerstand geben (ca. 8-10 x). Wichtig ist ein unrhythmisches Üben (z. B. Spannen, Spannen, Lösen, Spannen, Lösen, Spannen, Lösen, Lösen, Lösen, Spannen, Spannen usw.).

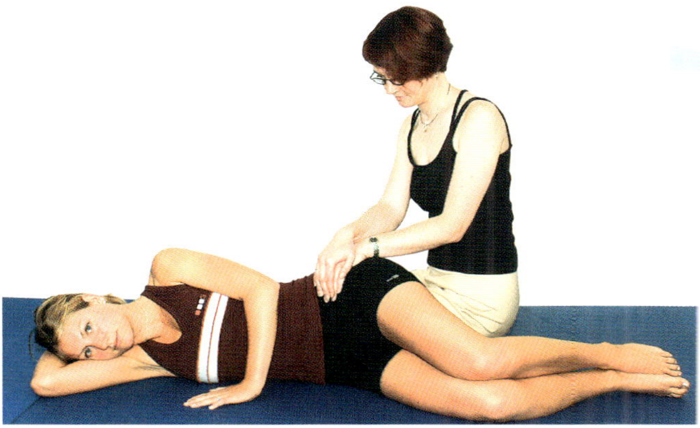

Abb. 83: Reflektorische Entspannung der Rückenstrecker

Wirkung/Feedback:

- Entspannung der Rückenstrecker und Hüftbeuger.
- Nach der Übung liegt die Lendenwirbelsäule in Rückenlage flach auf der Unterlage auf, keine Hohlkreuzstellung mehr.

Weitere Übungen

zum Training des tiefen Stabilisierungssystems sind vor allem die weiter oben beschriebenen Trampolinübungen, insbesondere im Einbeinstand. Diese Übungen trainieren auch die kurzen, monosegmentalen Rückenstrecker, die dem Willen entzogen sind (reflektorische Aktivierung durch Gleichgewichtsreiz).

Übung 76

Flankendehnung (Wärmflaschenübung)

Ausgangsposition: Seitlage, die untere Hand unter dem Kopf, die obere Hand liegt vor dem Körper, die Beine leicht angewinkelt. Die untere Flanke wird durch eine Rolle unterlagert (z. B. aus Handtüchern).

Legen Sie auf die obere Flanke eine gefüllte Wärmflasche und atmen Sie fünf Minuten lang ein und aus, sodass sich die Wärmflasche mehrere Zentimeter hebt und senkt. Anschließend auf die andere Seite legen. Bei Streckung des oberen Beins und Arms wird die Flankendehnung verstärkt.

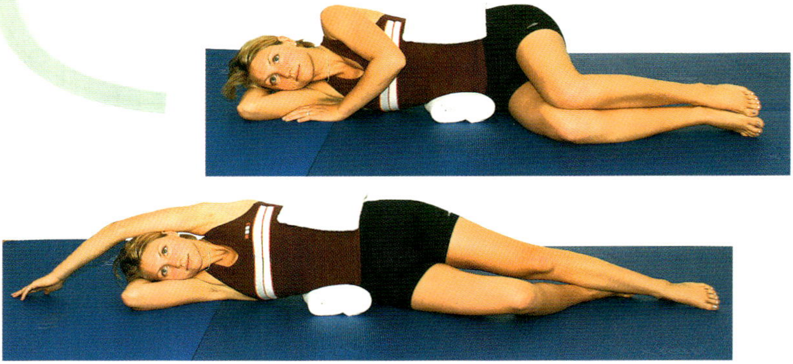

Abb. 84 a-b: Flankendehnung

Wirkung/Feedback:

- Entspannung des Flankenmuskels (M. quadratus lumborum).
- Entspannung von Zwerchfell sowie (reflektorisch) von Hüftbeugern und Rückenstreckern.

Übung 77

Päckchenstellung

Ausgangsposition: Kniestand.

Legen Sie sich aus dem Kniestand nach vorn auf Ihre Oberschenkel, bis Sie den Kopf auf dem Boden ablegen können. Die Arme liegen entspannt neben dem Körper.

Bleiben Sie in dieser Position so lange, wie Sie Ihnen angenehm ist.

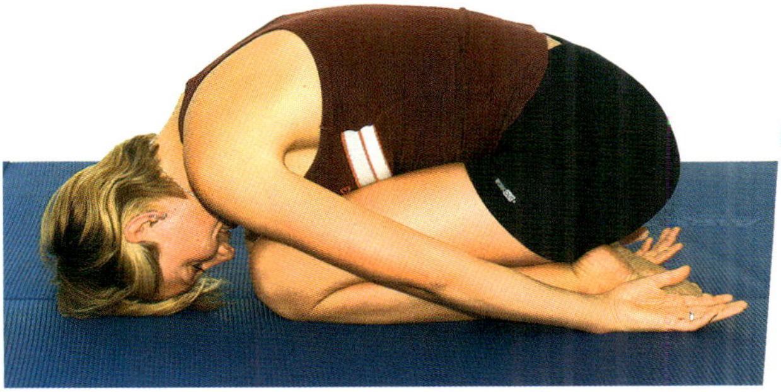

Abb. 85: Päckchenstellung

Wirkung/Feedback:

- Ganzkörperentspannung.

Übung 78

Schaukelstellung

Ausgangsposition: Rückenlage, Kopf eventuell mit Kissen unterlagern.

Ziehen Sie die Beine bis zum Bauch an und umfassen Sie mit den Armen Ihre Knie.

Lassen Sie sich langsam von rechts nach links rollen und zurück, solange es Ihnen angenehm ist.

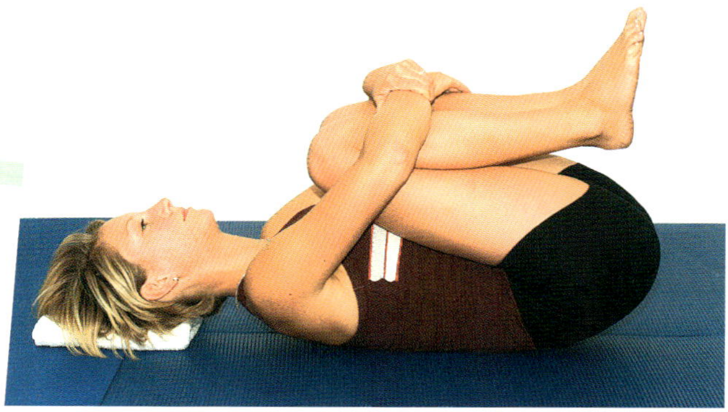

Abb. 86: Schaukelstellung

Wirkung/Feedback:

- Ganzkörperentspannung.

2.8 Entspannungsübungen für Mikropausen

Bei der Arbeit am Bildschirm neigt man dazu, nach kürzerer oder längerer Zeit in die bereits im Anfangskapitel beschriebene Fehlhaltung mit verstärkter Beugung von Brustwirbelsäule und Nacken sowie Überstreckung der Kopfgelenke zu verfallen.

Die Nackenmuskeln müssen länger dauernde Haltearbeit leisten, damit die Hände und die Finger für die Arbeit mit Tastatur und Maus frei sind.

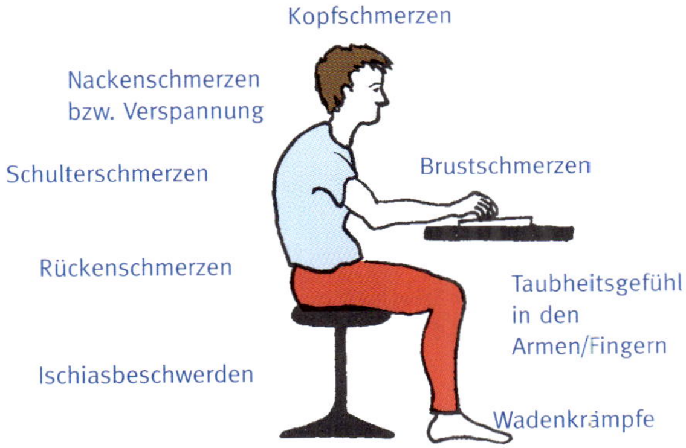

Abb. 87: Falsche Haltung am Bildschirmarbeitsplatz (nach: Schmidt et al., 1996)

Diesen beiden Problemen gilt es, durch Übungen in „Mikropausen“ entgegenzuwirken. „Mikropausen“ sollten deshalb regelmäßig in möglichst kurzen Abständen in die Arbeit eingebaut werden. Dazu dienen die folgenden Übungen.

Übungen für Mikropausen

Übung 79

Aufrichtung

Ausgangsposition: Aufrechter Sitz, Füße fest auf dem Boden.

Stellen Sie die Füße parallel auf den Boden. Drücken Sie jetzt Ferse und Ballen kräftig in den Boden. Die Wirbelsäule richtet sich auf.

Eine einfache und wirkungsvolle Übung für die Wirbelsäulenstabilisatoren, die Sie im Büro häufig (ca. viertelstündlich) durchführen sollten.

Übung 80

Die Arme vorn verschränken

Ausgangsposition: Aufrechter Sitz, Füße fest auf dem Boden.

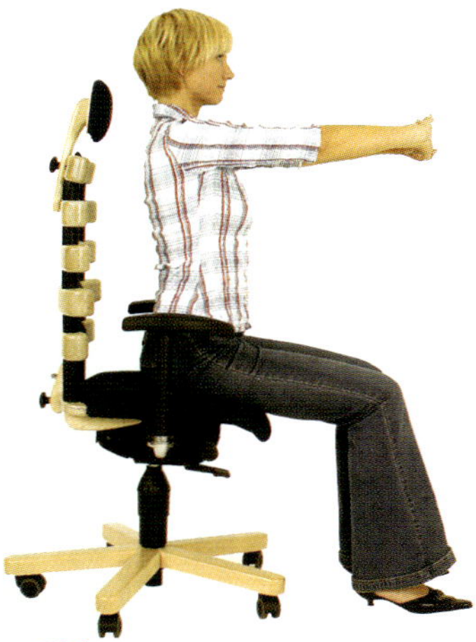

Abb. 88:
Die Arme vorn verschränken

Verschränken Sie die Hände in Schulterhöhe vor dem Körper, Handflächen zeigen nach vorn (siehe Bild). Strecken Sie die Ellbogen und richten Sie die Brustwirbelsäule bewusst auf, drücken Sie den Hinterkopf nach hinten, sodass sich die Halswirbelsäule streckt und das Kinn Richtung Hals geschoben wird (keine Angst vor dem Doppelkinn, es verschwindet sofort wieder).

Wirkung/Feedback:

- Entlastung der Kopfgelenke und des Nackens.

Übung 81

Die Arme hinten verschränken

Ausgangsposition: Aufrechter Sitz, Füße fest auf dem Boden.

Verschränken Sie die Hände hinter dem Gesäß, die Handflächen zeigen nach hinten (siehe Bild). Richten Sie Nacken und Brustwirbelsäule auf und drücken Sie die Schultern nach hinten. Das Kinn nähert sich dabei der Wirbelsäule.

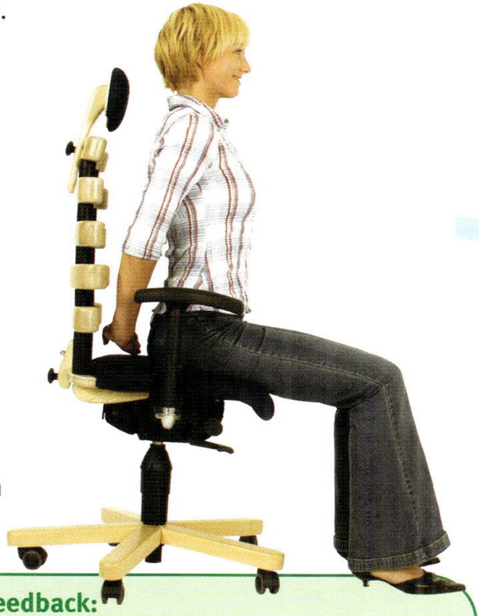

Abb. 89:
Die Arme hinten verschränken

Wirkung/Feedback:

- Entlastung der Kopfgelenke und des Nackens.
- Aktivierung der unteren Schulterblattmuskulatur.
- Entspannung der Nackenmuskeln (Kapuzenmuskel/M. trapezius).

Übung 82

Hüftstütz

Ausgangsposition: Aufrechter Sitz, Füße fest auf dem Boden.

Stützen Sie die Arme auf der Hüfte ab, der Daumen zeigt nach vorn. Richten Sie Brustwirbelsäule und Nacken auf, drücken Sie die Schultern nach hinten und strecken Sie die Brustwirbelsäule. Das Kinn nähert sich der Halswirbelsäule.

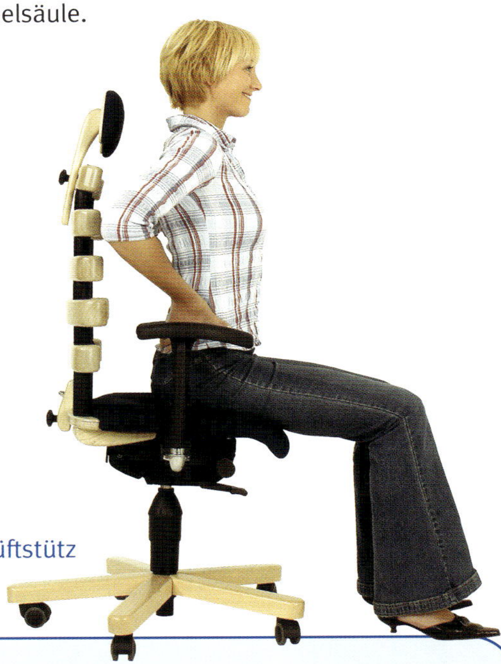

Abb. 90: Hüftstütz

Wirkung/Feedback:

- Entlastung von Kopfgelenken und Nacken.
- Streckung der Brust- und Lendenwirbelsäule.

Übung 83

Hinterkopfstütz

Ausgangsposition: Aufrechter Sitz, Füße fest auf dem Boden.

Verschränken Sie die Hände hinter dem Hinterkopf (nicht Halswirbelsäule!), drücken Sie den Kopf in die Hände, das Kinn bewegt sich in Richtung Halswirbelsäule.

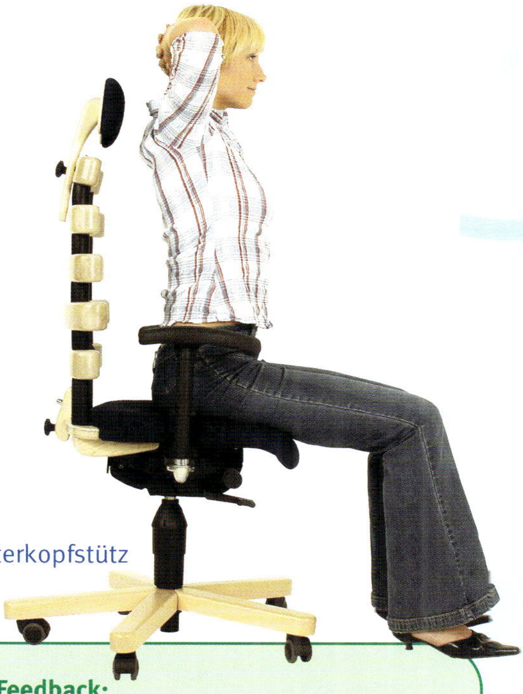

Abb. 91: Hinterkopfstütz

Wirkung/Feedback:

- Aufrichtung von Hals- und Brustwirbelsäule.
- Aktivierung der kurzen Nackenstrecker.

Übung 84

Mühlenflügel

Ausgangsposition: Aufrechter Sitz, Füße fest auf dem Boden.

Strecken Sie den rechten Arm neben dem Ohr nach oben, die Handfläche zeigt zur Decke. Der linke Arm wird gleichzeitig neben dem Gesäß nach unten gestreckt. Richten Sie Hals- und Brustwirbelsäule auf und drücken Sie die Schulterblätter zusammen. Tauschen Sie anschließend die Arme. Wiederholen Sie die Übung nach jeder Seite 2-3 x.

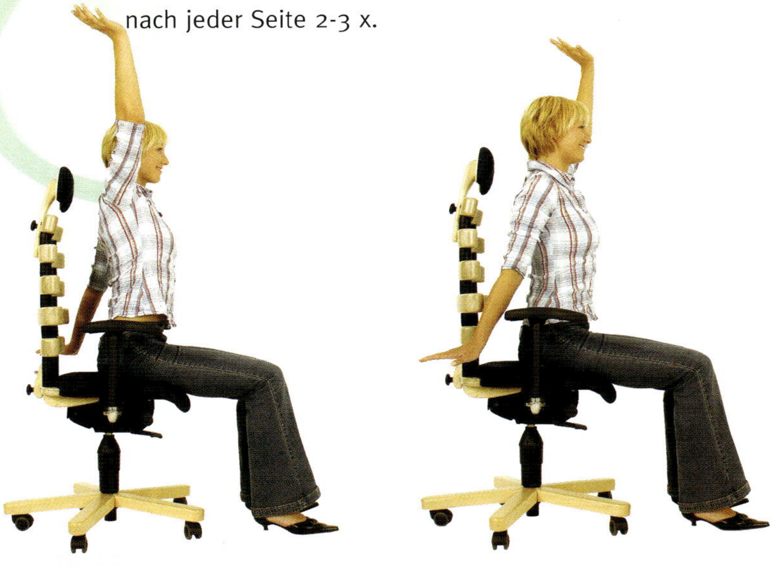

Abb. 92 a-b: Mühlenflügel

Wirkung/Feedback:

- Aufrichtung von Hals- und Brustwirbelsäule.
- Entlastung der Nackenmuskulatur.

Übung 85

Schmetterling

Ausgangsposition: Aufrechter Sitz, Füße fest auf dem Boden.

Heben Sie die Arme seitlich bis zur Waagerechten und strecken Sie die Hand- und Fingergelenke. Legen Sie anschließend die Arme für einige Sekunden locker auf den Oberschenkeln ab.

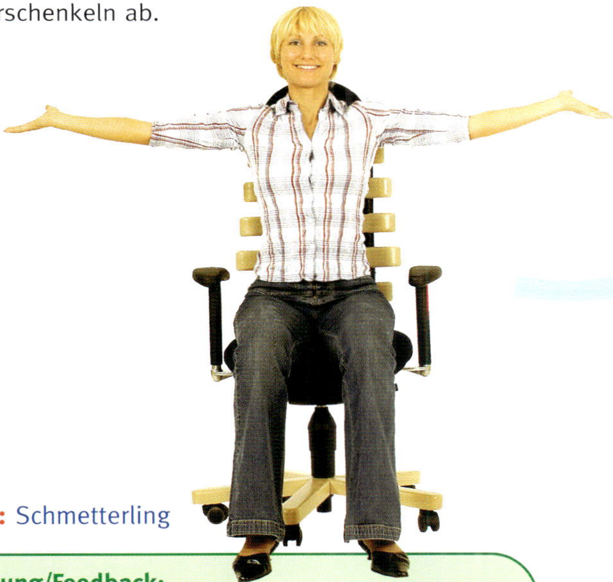

Abb. 93: Schmetterling

Wirkung/Feedback:

- Aufrichtung von Hals- und Brustwirbelsäule.
- Aktivierung der unteren Schulterblattmuskeln.
- Entlastung der Nackenmuskeln.
- Aktivierung der Hand- und Fingerstrecker.
- Entlastung der Beugemuskulatur des Unterarms.

Übung 86

Sonnengruß (Yoga)

Ausgangsposition: Aufrechter Sitz, Füße fest auf dem Boden, die Hände liegen auf den Oberschenkeln.

Lassen Sie den Kopf auf die Brust sinken und den Oberkörper locker nach vorne fallen. Atmen Sie aus. Heben Sie mit der Einatmung die Arme über die Vorhalte nach oben und füllen Sie die gesamte Lunge mit Luft. Atmen Sie nun aus und lassen sich langsam nach vorn sinken, bis die Hände wieder locker auf den Oberschenkeln liegen. Bleiben Sie in dieser entspannten Haltung, bis Sie das Bedürfnis haben, wieder Luft holen zu müssen. Wiederholen Sie die Übung 2-3 x.

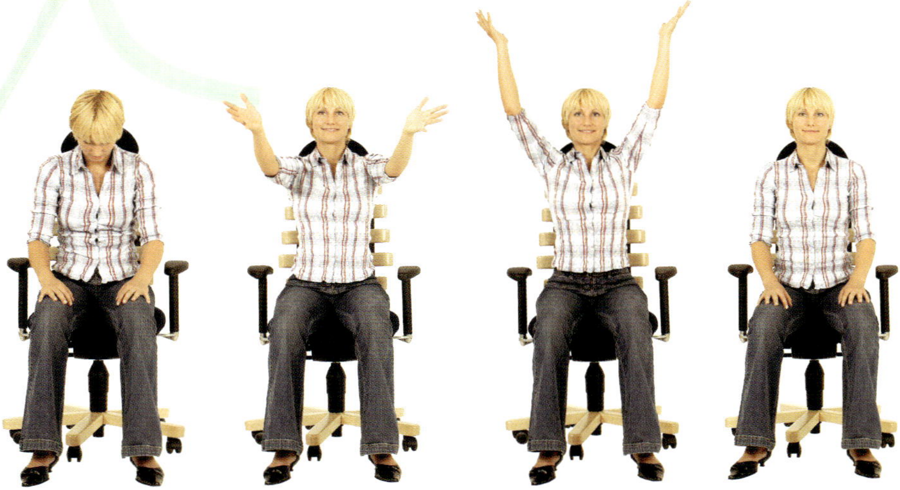

Abb. 94 a-d: Sonnengruß

Wirkung/Feedback:

- Ganzkörperentspannung.
- Stressreduktion.

2.9 Sensomotorisches Training im Alltag

Wer beruflich und außerberuflich sehr eingespannt ist, findet häufig nicht die Zeit für ein regelmäßiges Training. Das Einrichten fester Trainingszeiten wirkt eher stressverstärkend. Deshalb ist es besonders wichtig, effektive und praktikable Übungen bei der Hand zu haben, die sich ohne zusätzlichen Zeitaufwand in den Alltag einbauen lassen.

Da sensomotorisches Training den sichersten und ausgewogensten Erfolg verspricht, stellen wir Ihnen das sensomotorische Training nach Janda (2000) mittels des so genannten **„kurzen Fußes“** sowie das Balancieren auf dem aerostep® vor.

„Kurzer Fuß nach Janda“

Die Füße, insbesondere die Rezeptoren der kurzen Fußmuskeln, stellen neben den Kopfgelenken und Nackenstreckern das wichtigste Rezeptorenfeld im Körper dar. Hier liegen die Rezeptoren (Propriozeptoren) 100 x so dicht wie in den übrigen Körperregionen.

Die kurzen Fußmuskeln bewirken die Aufrichtung des Längs- und Quergewölbes des Fußes. Häufig finden wir jedoch eine Abschwächung der Fußmuskulatur und die Ausbildung von „Plattfüßen“ (Senk-Spreiz-Knickfuß).

Die vielfach verordneten Einlagen stellen, genauso wie das Tragen knöchelhoher Schuhe, das schon bei Kleinkindern beginnt, eine passive Unterstützung dar, die die Abschwächung der Fußmuskulatur begünstigt und verstärkt. Deshalb sollte man, wann immer möglich, barfuß

Merke:

„Die Haltung beginnt bei den Füßen."

laufen und stützendes Schuhwerk bzw. Einlagen nur dann tragen, wenn eine erhöhte Belastung beim Sport, Wandern oder im Beruf dies erfordern.

Das Training der kurzen Fußmuskeln kann jedoch aktiv erfolgen. Dieses Übungssystem, das auf Janda zurückgeht, wird „kurzer Fuß" genannt.

Da über die Reizung der Fußrezeptoren die gesamte Muskelkette gestartet wird, führt die Aktivierung und Anspannung der kurzen Fußmuskeln neben dem Aufbau des Fußgewölbes reflektorisch zur Aktivierung der gesamten Streckmuskulatur des Körpers, einschließlich Wirbelsäule und Kopf. Dadurch verbessern sich Körperwahrnehmung und Haltung.

Das Erlernen des „kurzen Fußes" ist nicht einfach und erfordert einige Geduld. Am besten ist es, diese Übungen zunächst mit einem dafür ausgebildeten Therapeuten zu üben.

Wir stellen Ihnen im Folgenden Übungen mit steigendem Schwierigkeitsgrad vor.

Übung 87

Großzehenabduktion

Ausgangsposition: Zum Erlernen des „kurzen Fußes" beginnen Sie mit dem Üben im Sitzen (Sitzhaltung siehe Kap. 2.1). Legen Sie ein Tuch auf den Boden und stellen Sie beide Füße parallel in entspannter Haltung darauf.

Heben Sie die Zehen leicht vom Boden ab und spreizen Sie diese. Vor allem das Abspreizen der Großzehe (Richtung anderer Fuß) ist wichtig, da die Großzehe dem gesamten Fuß Halt gibt. Drücken Sie die Knie dabei leicht nach außen.

Sollte Ihnen die Abspreizung nicht gleich gelingen, legen Sie Ihren Zeigefinger ganz leicht an die Außenkante der Großzehe und drücken Sie diese gegen den Zeigefinger.

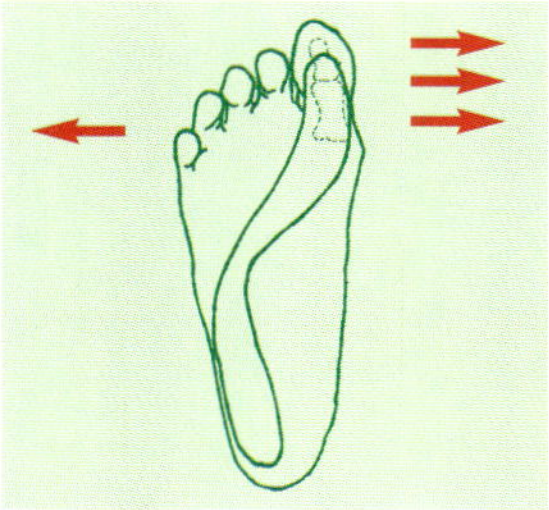

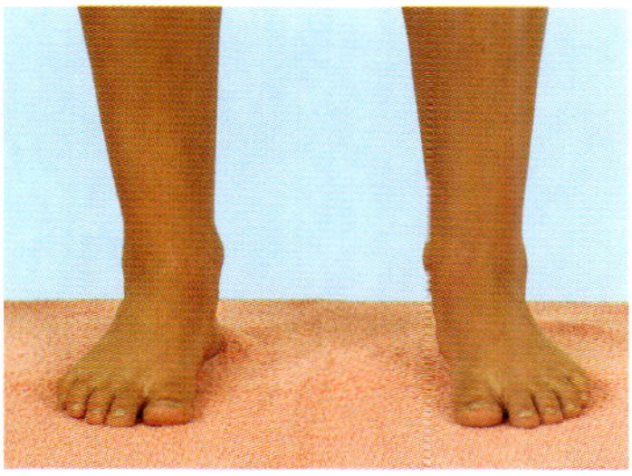

Abb. 95 a-b: Abspreizung der Großzehe

Wirkung/Feedback:

- Aktivierung der kurzen Fußmuskeln.
- Mobilisierung der Zehen.

Übung 88

„Kurzer Fuß“ im Sitzen (Tuch zusammenfalten)

Ausgangsposition: Zum Erlernen des „kurzen Fußes“ beginnen Sie mit dem Üben im Sitzen (Sitzhaltung siehe Kap. 2.1). Legen Sie ein Tuch auf den Boden und stellen Sie beide Füße parallel in entspannter Haltung darauf, hüftbreit auseinander. Spreizen Sie die Zehen und setzen Sie sie gespreizt auf dem Boden auf. Die Knie zeigen leicht nach außen.

Ziehen Sie jetzt das Fußgewölbe hoch (nicht die Zehen einkrallen), sodass sich das Handtuch unter dem Hohlfuß zusammenfaltet. Strecken Sie die Füße wieder aus und ziehen Sie beim nächsten Hochziehen des Fußgewölbes das Handtuch ein Stück mehr in Richtung Ferse. Wiederholen Sie die Übung so lange, bis Sie das ganze Tuch zusammengefaltet haben. Achten Sie darauf, dass die Zehen möglichst entspannt bleiben und der Mittelfuß die Arbeit verrichtet. Die Knie zeigen leicht nach außen.

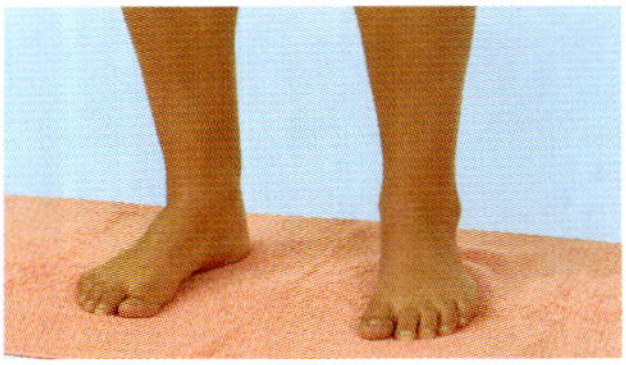

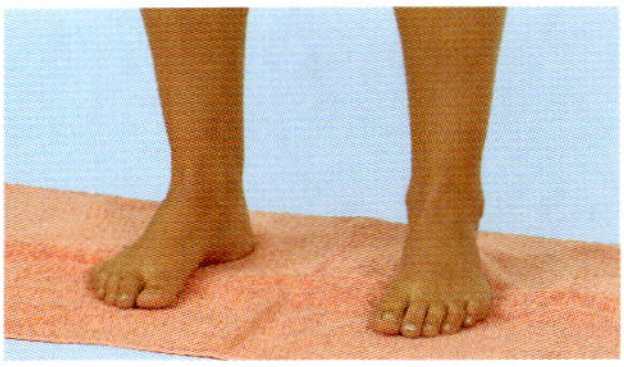

Abb. 96 a-b: „Kurzer Fuß“ nach Janda

Wirkung/Feedback:

- Aktivierung der kurzen Fußmuskeln.
- Aktiver Aufbau des Fußgewölbes.
- Aufrichtung der Wirbelsäule.

Übung 89

„Kurzer Fuß“ im Stehen

Ausgangsposition: Füße parallel, hüftbreit auseinander. Stellen Sie sich auf beide Füße.

Spannen Sie die kurzen Fußmuskeln an, wie Sie es bereits im Sitzen geübt haben. Dabei sind Knie und Hüfte leicht gebeugt, der Oberkörper leicht nach vorn geneigt und aufgerichtet.

Wichtig: Die Knie zeigen leicht nach außen. Bleiben Sie einige Sekunden so stehen und entspannen Sie dann die Fußmuskeln wieder.

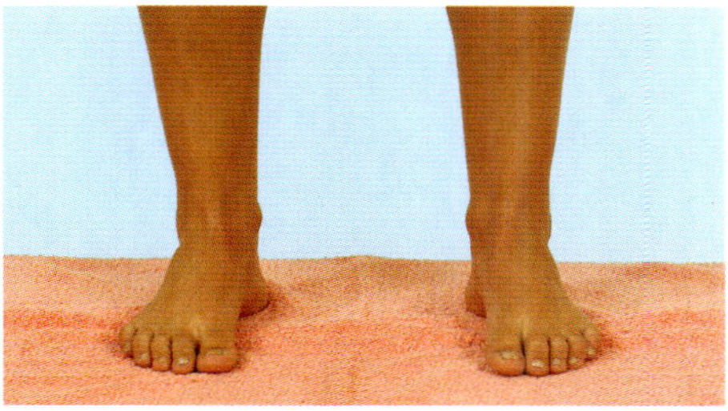

Abb. 97: „Kurzer Fuß“ im Stand

Wirkung/Feedback:

- Aktivierung der kurzen Fußmuskeln.
- Aktiver Aufbau des Fußgewölbes.
- Aktivierung der Streckmuskulatur des gesamten Körpers.
- Verbesserung der Haltung.

Übung 90

„Kurzer Fuß“ im Einbeinstand

Ausgangsposition: Stellen Sie sich auf beide Füße.

Spannen Sie die kurzen Fußmuskeln an, wie Sie es bereits im Sitzen geübt haben. Dabei sind Knie und Hüfte leicht gebeugt, der Oberkörper leicht nach vorn geneigt und aufgerichtet. Heben Sie jetzt den linken Fuß vom Boden ab und bleiben Sie einige Sekunden auf dem rechten Fuß stehen. Versuchen Sie, solange wie möglich die Balance zu halten. Anschließend üben Sie in der gleichen Weise auf dem linken Fuß. Steigern Sie dies, bis Sie auf jedem Fuß eine Minute sicher stehen können.

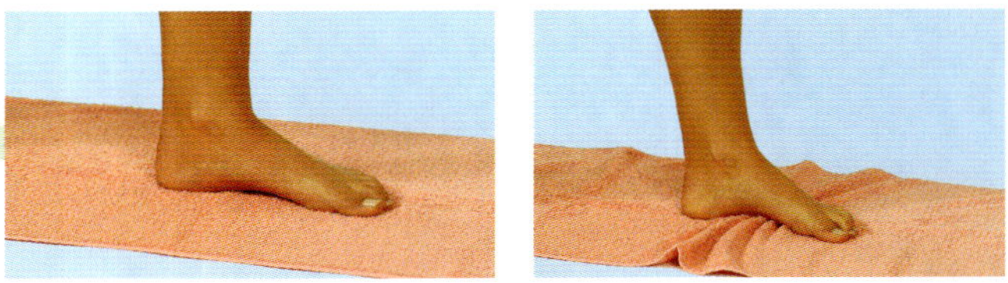

Abb. 98 a-b: „Kurzer Fuß“ im Einbeinstand

Wirkung/Feedback:

- Aktivierung der kurzen Fußmuskeln.
- Aktiver Aufbau des Fußgewölbes.
- Aktivierung der Streckmuskulatur des gesamten Körpers.
- Verbesserung der Haltung.
- Verbesserung der Koordination.

Diese Übungen lassen sich beliebig ausbauen bis zum Gehen und zum Sprung auf eine labile Unterlage (z.B. auf das Trampolin) mit anschließendem festen und sicheren Stand, zunächst mit zwei, dann mit einem Fuß.

Sensomotorisches Training auf dem aerostep®

Ähnlich wie beim Üben des „kurzen Fußes" erfordert das Training auf dem aerostep® eine Aktivierung der kurzen Fußmuskeln mit aktivem Aufbau des Fußgewölbes. Damit verbunden sind Verbesserungen von Haltung und Gleichgewicht.

Der Trainierende muss beim Üben seinen Körperschwerpunkt ständig zentrieren und entwickelt so ein Gefühl für seine Körperhaltung. Das ständige Ausbalancieren erfordert ein dynamisches An- und Entspannen der gesamten Rückenmuskulatur und bewirkt damit ein Training derselben, ohne die Gefahr der einseitigen Überlastung.

Übungen zur Koordinationsschulung auf dem aerostep® werden in unserem Buch „Rückenaktivprogramm" (Meyer & Meyer Verlag) beschrieben und sollen deshalb an dieser Stelle nicht im Detail wiederholt werden.

Die Nutzung des aerostep® eignet sich jedoch besonders zum Einbau in den Alltag ohne zusätzlichen Zeitaufwand, der häufig einem regelmäßigen Üben entgegensteht. Deshalb beschreiben wir an dieser Stelle zwei Grundübungen auf dem aerostep® und zeigen Ihnen einige Anwendungsbeispiele im Alltag.

Übung 91

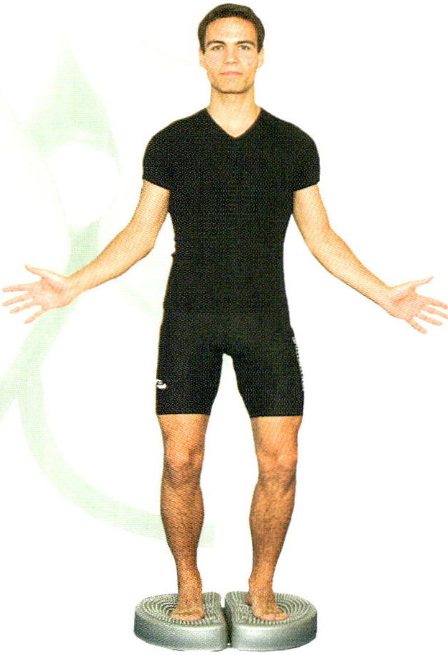

Balancieren

Ausgangsposition:
Aufrechter Stand, Knie dynamisch (leicht gebeugt).

Versuchen Sie, Ihre aufrechte Position auf dem aerostep® auszubalancieren.

Achten Sie dabei auf das Fußgewölbe.

Abb. 99:
Balancieren auf dem aerostep®

Wirkung/Feedback:

- Verbesserung der Koordination (Gleichgewicht).
- Aufbau des Fußgewölbes.
- Stabilisierung der Sprunggelenke.
- Verbesserung der Haltung.
- Training der kleinen Rückenmuskeln.

Übung 92

Einbeinstand

Ausgangsposition:
Aufrechter Stand, Knie dynamisch (leicht gebeugt), Hände, wenn erforderlich, in Seithalte.

Stellen Sie sich auf das rechte Bein und versuchen Sie, solange wie möglich, Ihre Haltung auszubalancieren, anschließend üben Sie auf dem linken Bein.

Steigern Sie dies, bis Sie auf jedem Bein eine Minute stehen können.

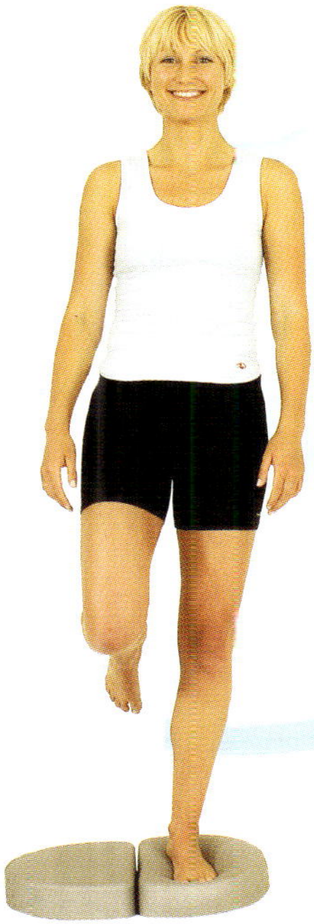

Abb. 100:
Einbeinstand auf dem aerostep®

Wirkung/Feedback:

- Verbesserung der Koordination (Gleichgewicht).
- Aufbau des Fußgewölbes.
- Stabilisierung der Sprunggelenke.
- Verbesserung der Haltung.
- Training der kleinen Rückenmuskeln.

Beispiele für die Nutzung des aerosteps® und Minitrampolins im Alltag

Übung 93

Zähneputzen auf dem aerostep® (auch im Einbeinstand)

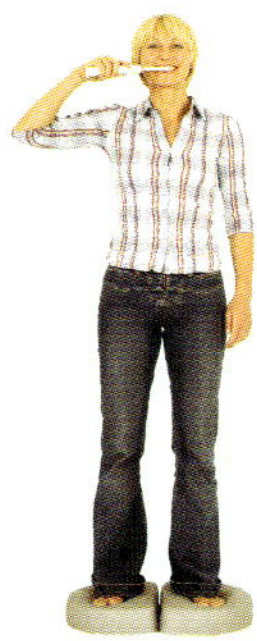

Übung 94

Telefonieren auf dem aerostep® (auch im Einbeinstand)

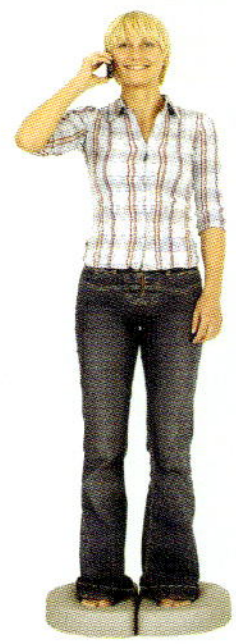

Übung 95

Bügeln auf dem aerostep®

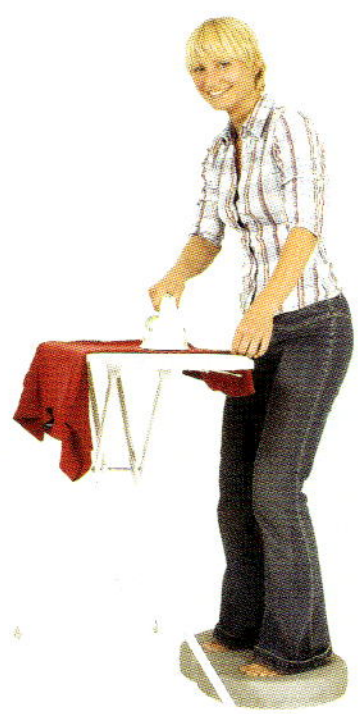

Übung 96

Musizieren auf dem Minitrampolin

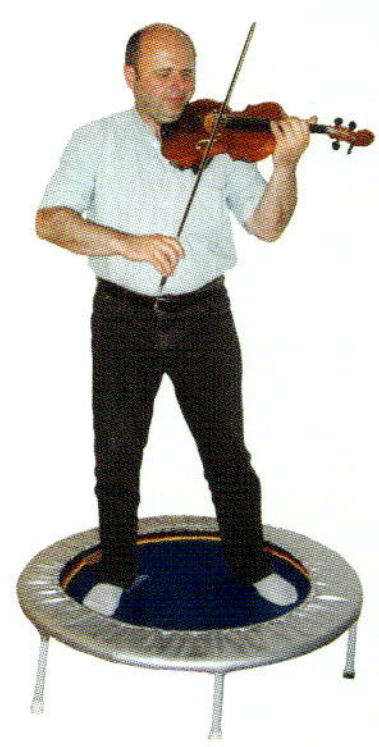

Abb. 101 a-d:
Nutzung des aerosteps®/Minitrampolins im Alltag

2.10 Tägliche Gymnastik und kurze Übungsfolgen

Die bereits beschriebenen Übungen für Mikropausen und Alltagsaktivitäten stellen ein Minimalprogramm für Stresszeiten dar. Nach Möglichkeit sollten Sie sich jedoch täglich 10-15 Minuten Zeit für die Gymnastik nehmen. Dieses tägliche Training sollten Sie so in den Alltag integrieren wie das Zähneputzen. Idealerweise stellen Sie Klingel und Telefon ab und legen Ihre Lieblingsmusik ein. Vor allem die Trampolinübungen erhalten mit Musik den richtigen Schwung. Jedoch auch auf Reisen und in fremder Umgebung sollten Sie Ihr tägliches Übungsprogramm nicht vernachlässigen.

Stellen Sie sich deshalb kurze Übungsfolgen mit fester Reihenfolge zusammen, die Sie stets parat haben. Diese sollten nicht länger als 10-15 Minuten dauern. Wir schlagen Ihnen hier eine Übungsfolge vor:

1. Übungsfolge – Yogaübungen zur Entspannung

Übung	Wiederholungen	Ausgangsposition
Nr. 11 – Brustdehnung (Yoga)	2-3	Stand
Nr. 14 – Rückendehnung (Yoga)	2-3	Strecksitz
Nr. 17 – Kobra (Yoga)	2-3	Bauchlage
Nr. 15 – Einfacher Drehsitz (Yoga)	Je 2 rechts/links	Strecksitz
Nr. 16 – Krokodil (Yoga)	Je 2 rechts/links	Rückenlage

Danach kurz entspannt auf dem Rücken liegen bleiben, die Unterarme sind aufgestellt, die Hände hängen locker herunter, die Knie sind leicht angestellt (so genannte **Fischentspannung** aus dem Yoga).

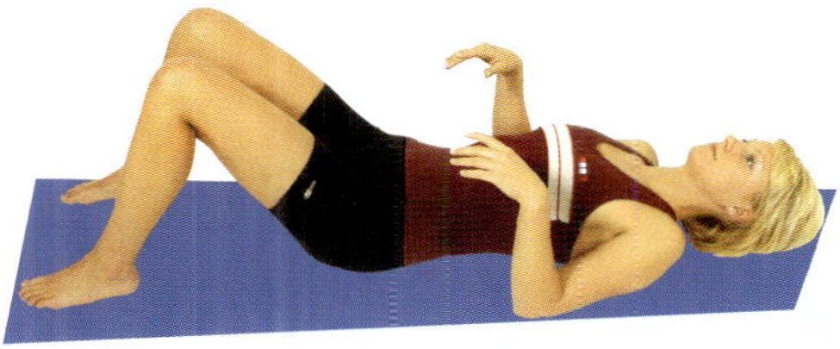

Abb. 102: Fischentspannung

3 Muskulatur Koordination

3.1 Haltung und Bewegung

Die Entwicklung des aufrechten Gangs ist ein Spezifikum der Menschheitsentwicklung. Mit dem aufrechten Gang bekam der Mensch die Hände frei für anderweitige Tätigkeiten, während sich sein Blickwinkel mit dem Aufrichten des Kopfs deutlich vergrößerte. Die Gewährleistung einer sicheren Körperstatik im Stand und in der Bewegung stellt eine gewaltige Leistung des Bewegungssystems dar, zu dem als einer der wichtigsten Bestandteile die Muskulatur gehört.

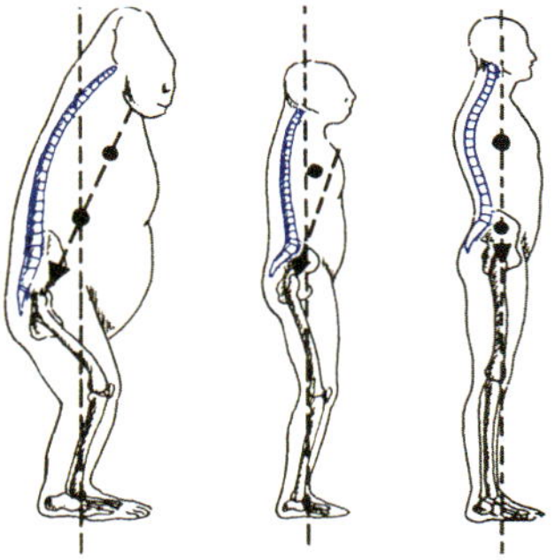

Abb. 103: Entwicklung des aufrechten Gangs (nach Bundesverband der deutschen Rückenschulen, 1993)

Wie uns die Entwicklungsneurologie Vojtas lehrt, ist der aufrechte Gang nicht angeboren, sondern wird auf der Grundlage eines angeborenen Entwicklungsmusters erlernt (Lewit & Kolar, 1998).

Der neugeborene Säugling befindet sich zunächst in einer fast vollständigen Beugehaltung (Flexionsmuster): Arme und Beine sind gebeugt an den Körper angezogen, die Hände geschlossen (Greifreflex), das Kinn

und

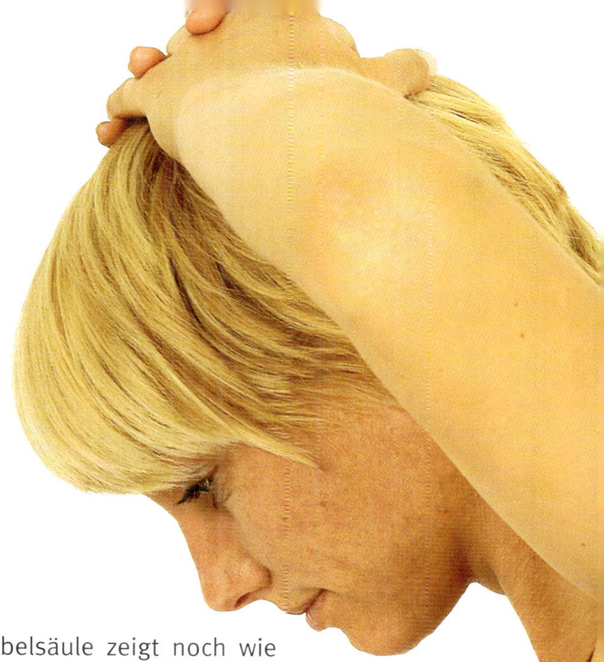

auf die Brust gebeugt. Die Wirbelsäule zeigt noch wie im Mutterleib eine vollständige Rundung.

Mit etwa 3-4 Monaten entwickelt der Säugling das Streckermuster (Extensionsmuster) der Muskulatur, in dessen Ergebnis das Kind den Kopf aktiv heben, Arme und Beine strecken und die Hände öffnen kann.

Im Verlauf der weiteren Entwicklung kommt es dann zur Aufrichtung in den Stand bzw. in den Gang, mit der sich die doppelt S-förmige Krümmung der Wirbelsäule herausbildet. Gleichzeitig erhält mit diesem dritten Schritt der Aufrichtung zusätzlich zum Beuger- und Streckermuster die so genannte **Bauchblase** eine Haltefunktion. Diese stellt einen flüssigkeitsgefüllten Hohlraum dar, den man sich wie einen großen Luftballon vorstellen kann, der zwischen Rippenbogen und Becken geklemmt ist und die knöchern-instabile Len-

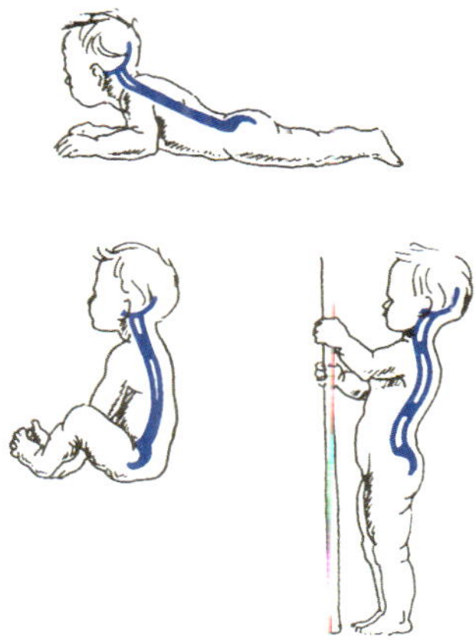

Abb. 104: Säugling (nach Bundesverband der deutschen Rückenschulen, 1993)

denwirbelsäule stützt. Die Wände dieser **Bauchblase** bestehen nach oben aus dem Zwerchfell, nach unten aus der Beckenbodenmuskulatur und nach vorn und zur Seite aus dem tiefen, queren Bauchmuskel (M. transversus abdominis), der hinten an einer Sehnenplatte (Fascia thoracolumbalis) ansetzt. Damit erhalten Beckenboden und Zwerchfell erstmals in der Entwicklungsgeschichte eine Halte- und Stützfunktion, die ein Stück spezifisch menschlicher Entwicklung darstellt und bei vierfüßigen Tieren in dieser Art nicht zu finden ist.

Die Wände der **Bauchblase**, d. h. vor allem die Beckenbodenmuskulatur, das Zwerchfell und der tiefe, quere Bauchmuskel (M. transversus abdominis), bilden zusammen mit der tiefen, kurzen Rückenmuskulatur (monosegmentale Anteile des M. erector spinae) das tiefe Stabilisierungssystem der Wirbelsäule. Bei guter Funktionsfähigkeit der genannten Muskeln gewährleistet die **Bauchblase** die Stabilität der Lendenwirbelsäule. Dies kann man sich u. a. dadurch verdeutlichen, dass ein Gewichtheber, der sich zusätzlich straff gürtet, um der **Bauchblase** noch mehr Stabilität zu verleihen, Lasten heben kann, die das Mehrfache seines Körpergewichts betragen.

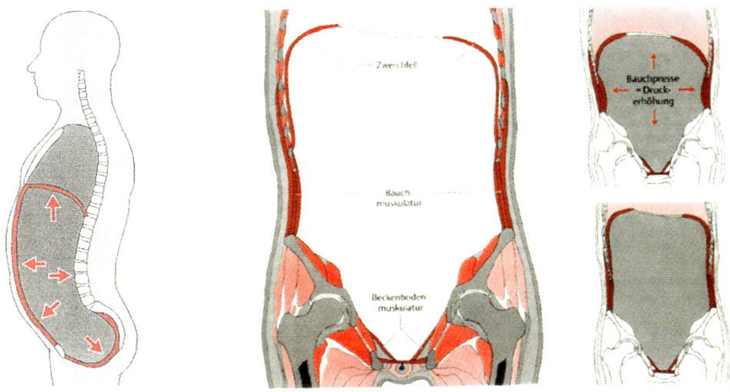

Abb. 105 und Abb. 106:
Bauchblase (nach Schünke, 2000)

Bei einer Fehlfunktion (Abschwächung oder Verspannung) einzelner Komponenten des tiefen Stabilisierungssystems versucht der Körper, die Stabilität durch verstärkte Aktivierung der entwicklungsgeschichtlich älteren Muskulatur, vor allem der Beugemuskulatur, zu gewährleisten. Der schmerzgeplagte Mensch befindet sich in einer gekrümmten, gebückten Haltung, die oftmals nicht mehr aufgegeben werden kann. Dies wird dadurch verstärkt, dass die Beugung in einer Muskelgruppe im gesamten Körper das Kontraktionsmuster **Beugung** aktiviert und damit der Aufrichtung entgegenwirkt. Es bildet sich eine Haltung heraus mit rückgekipptem Becken (und damit aufgehobener Lendenwirbelsäulenkrümmung), verstärktem Rundrücken der Brustwirbelsäule, nach vorn gezogenen Schultern sowie vorgeschobenem und in den Kopfgelenken überstrecktem Kopf (siehe Abb. 107a).

Bei dieser Haltung nähern sich das Brustbein (Sternum) und das Schambein (Symphyse) einander an, wir sprechen von der so genannten **sterno-symphysalen Belastungshaltung**. Dabei bildet sich ein charakteristisches Verspannungs- bzw. Verkürzungsmuster heraus, auf das im Folgekapitel noch eingegangen wird.

Die Aufrichtung aus dieser gebeugten Haltung erfolgt durch Vorwärtskippung des Beckens, Hebung des Brustbeins und Rückkippung des Kopfs (Zahnradmodell nach Brügger, Abb. 107 b).

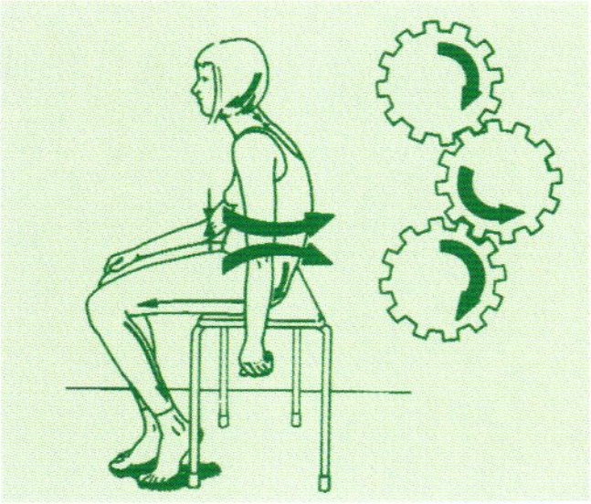

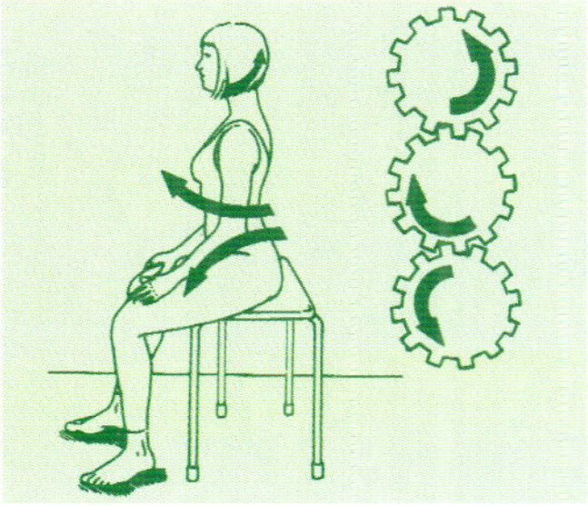

Abb. 107 a-b: Zahnradmodell nach Brügger (nach Hüter-Becker, 1996)

Diese aufrechte Haltung wird durch die Aktivierung des Streckermusters der Muskulatur ermöglicht und durch die Stabilität der **Bauchblase** gewährleistet. Der wichtigste Schritt beim Einnehmen der aufrechten Haltung scheint hierbei die Aufrichtung des Brustbeins zu sein. Hierbei soll eine Streckung der Brustwirbelsäule bis zum fünften Brustwirbel erfolgen. Die Aufrichtung des Kopfs mit Streckung der Halswirbelsäule und Entlastung der Kopfgelenke erfolgt automatisch mit der Brustbeinhebung, sodass das berühmte Buch auf dem Kopf getragen werden kann.

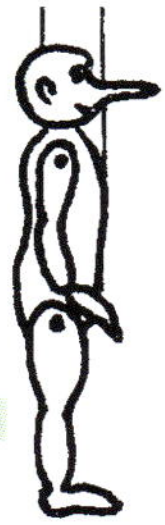

Abb. 108: Marionette

Die zu Grunde liegende Vorstellung hierbei ist die einer Marionette, die an zwei Fäden stabil aufgehängt ist. Diese Fäden sind an der Spitze des Brustbeins sowie am Scheitelpunkt des Hinterkopfs befestigt. Bei einer so aufgehängten Marionette wird sich die korrekte Beckenkippung von selbst einstellen, wie bei der Erarbeitung der Beckenkippung in Kap. 2.1 erklärt wird.

3.2 Verspannung und Verkürzung

Zusammenhang zwischen statischer Muskelan spannung (Stabilisierung der Schultern bei der Arbeit mit Tastatur und Maus) und Minderdurch blutung in der Nackenmuskulatur/Ko-kontraktion von Agonisten **und** Antagonisten.

Ein Muskel, der „zu kurz“ erscheint, kann verspannt bzw. verkürzt sein. Die Verspannung betrifft vorwiegend die Muskelfasern und hier die so genannten **kontraktilen Elemente** und lässt sich deswegen durch Methoden wie die postisometrische Relaxation mit aktiver Anspannung und Entspannung und dabei passiver Verlängerung in Längsrichtung behandeln.

Hierzu ist nur eine minimale Kraftentwicklung des Mus-kels notwendig. Die Verlängerung des Muskels, die durch ein Auseinanderziehen der kontraktilen Elemente zu Stande kommt, erfolgt durch leichten Zug oder mit der Schwerkraft. Die Verspannung des Muskels ist also ein rein funktionelles Problem, das beispielsweise nach jeder sportlichen Betätigung akut entsteht.

Im Gegensatz dazu gibt es den Zustand der strukturellen Muskelverkürzung, der reversibel (umkehrbar) bzw. irreversibel (nicht umkehrbar) sein kann. Bei der reversiblen strukturellen Verkürzung handelt es sich um bindegewebige Verklebungen zwischen den Muskelfasern, die kontraktilen Elemente sind im Gegensatz zur Verspannung nicht beteiligt. Eine Verkürzung als Problem des umgebenden Bindegewebes stellt also kein akutes, sondern ein nach längerer Fehlbelastung eingetretenes, chronisches Problem dar.

Die Entstehung der Verkürzung stellt man sich folgendermaßen vor: Ein stark verspannter Muskel erscheint verdickt, er täuscht also eine Hypertrophie vor. Diese Verdickung geht jedoch mit einer Minderdurchblutung (Ischämie) einher, da die bindegewebige Hülle des Muskels nicht dehnbar ist und somit die Blutzufuhr gedrosselt wird. Dies führt zu einer Schädigung der Muskelfasern, die zunächst bindegewebig verkleben und im weiteren Verlauf schließlich durch Bindegewebe ersetzt werden. Aus der strukturell reversiblen ist dann eine strukturell irreversible Verkürzung (Kontraktur) geworden.

3.3 Muskuläre Dysbalancen und Triggerpunkte

Bei funktioneller Betrachtung hat unsere Muskulatur zwei Hauptaufgaben: Gewährleistung der Haltung (Statik) und Ermöglichung von Bewegung (Dynamik). Obwohl sämtliche Muskeln an beiden Aufgaben beteiligt sind, besteht die Hauptaufgabe der Muskulatur des Rumpfs in der Kontrolle der aufrechten Haltung. Diese Aufgabe übernimmt vor allem die tonische oder Haltemuskulatur, die weniger Kraft entwickelt, dafür über lange Zeit ohne Ermüdung arbeiten kann. Dagegen kann die phasische Muskulatur in kurzer Zeit große Kraft entwickeln, diese aber nur kurze Zeit aufrechterhalten. Bei chronischer Überlastung (wie dies zum Beispiel beim Versagen des tiefen Stabilisierungssystems der Fall ist), neigt die tonische Muskulatur zur vermehrten Spannungsentwicklung und in deren Folge zur Verkürzung, während die phasische Muskulatur zur Abschwächung tendiert. Daraus resultiert ein spezifisches Muster an Dysbalancen:

Zur Gruppe der zur Verkürzung neigenden Muskeln gehören die kurzen Nackenstrecker, die oberen Schulterblattmuskeln (M. trapezius, oberer Anteil und M. levator scapulae), der große und der kleine Brustmuskel (M. pectoralis major und minor), der Rückenstrecker im Lendenwirbelsäulenbereich (M. erector spinae lumbalis), der große Hüftbeuger (M. iliopsoas), der gerade Oberschenkelmuskel (M. rectus femoris), die Kniebeuger am Oberschenkel (ischiocrurale Muskulatur), der Wadenmuskel (M. triceps surae) sowie die Beuger des Handgelenks (z. B. M. flexor carpi ulnaris) und der Finger (z. B. M. flexor digitorum superficialis).

Zur Gruppe der Muskulatur, die eher zur Abschwächung neigt, gehören die unteren Schulterblattmuskeln (M. trapezius, unterer Anteil, Mm. rhomboidei), die geraden und schrägen Bauchmuskeln (M. rectus abdominis; M. obliquii abdomini), die tiefen Rückenstrecker im Bereich der Brustwirbelsäule (M. erector spinae thoracalis), die Gesäßmuskulatur (M. glutaeus maximus und medius), der Beckenboden sowie die Strecker der Hand-, Finger- und Fußgelenke.

Bei der Dehnungsbehandlung (Dehnung im eigentlichen Sinne) werden die kontraktilen Elemente nicht beeinflusst, sondern es werden die bindegewebigen Verklebungen im Muskel gelöst. Dies ist nur bei kompletter Hemmung sämtlicher kontraktiler Einheiten eines Muskels in den ersten Sekunden nach einer maximalen Anspannung möglich. Da Bewegung niemals die Funktion eines Einzelmuskels ist, sondern immer die gesamte Muskelkette aus Agonisten und Antagonisten erregt wird, erfolgt eine Dehnung ausschließlich passiv (d. h. durch den Therapeuten).

Jede „Gegenbewegung“ von Rumpf oder Armen während der Relaxationsphase zur Verlängerung des Muskels stellt eine neue Erregung dar und durchbricht die notwendige Hemmung der kontraktilen Elemente.

Eine Ausschaltung der kontraktilen Elemente und ausschließliche Beeinflussung des Bindegewebes ist auf diese Weise nicht möglich. Mit anderen Worten, eine reversible, strukturelle Muskelverkürzung muss durch eine in dieser Technik ausgebildete Physiotherapeutin bzw. durch einen geschulten Übungspartner durchgeführt werden, während die akut (nach dem Training) oder chronisch verspannte Muskulatur durch so genannte „Dehnungsübungen" zur Selbstbehandlung, die aber eigentlich Entspannungsübungen sind, vom Betroffenen selbstständig entspannt werden kann.

Das Konzept der muskulären Dysbalancen, welches von Janda (2000) entwickelt wurde, ist ein nützliches und einfach umzusetzendes Konzept, um Muskeln und Muskelketten zu testen und, basierend auf diesen Testergebnissen, die Dysbalancen zu beseitigen.

Wechselt man die Betrachtungsebene auf die einzelnen Muskelfasern, ist erwähnenswert, dass durch Fehl- und Überbelastung, Fehlhaltung und -stellungen und durch Unfälle Verspannungen und Verkürzungen von einzelnen Muskelfasern mit muskulären Kontrakturen verursacht werden. Muskuläre Kontrakturen treten sowohl bei abgeschwächten als auch bei verkürzten Muskeln auf. Im Bereich dieser kontrakten über- oder fehlbelasteten Muskelfasern (auf Grund der Minderdurchblutung mit örtlichem Energiemangel in diesen Fasern) bilden sich so genannte **Triggerpunkte** aus.

Diese haben nun außer einer Schmerzauslösung örtlich und in Ausstrahlungszonen (referred Pain) die unangenehme Eigenschaft, weitere Muskelfasern zu verspannen, sodass sich das Problem immer weiter ausbreiten kann. Bei Ausfall einzelner Muskelfasergruppen verliert der gesamte Muskel nicht nur an Dehnfähigkeit (Beweglichkeit), sondern auch an Kraft und Koordination.

Reine Kräftigungsübungen können in diesem Zusammenhang dazu führen, dass weitere Muskelfasergruppen überlastet werden und man somit dem gesamten Muskel oder der Muskelgruppe keinen Gefallen tut, deshalb sind unsere Entspannungsübungen im Gesamtkonzept an erster Stelle zu finden.

Sollten sich die muskulären Dysbalancen trotz Durchführung unseres Programms nicht wesentlich beseitigen lassen, so empfiehlt sich die Vorstellung bei einem Arzt/Therapeuten, der sich sowohl auf die Behandlung muskulärer Dysbalancen als auch von Triggerpunkten spezialisiert hat.

3.4 Bewegungssteuerung – „Hard- und Software" des Bewegungssystems

Nur bei ca. 6 % der Rückenschmerzpatienten finden sich in entsprechenden Untersuchungen (Röntgen; CT; MRT oder Ultraschall) Strukturveränderungen, die als radikulär (durch Reizung der Nervenwurzel = Radix hervorgerufen) oder spezifisch (Tumoren, Entzündungen usw.) klassifiziert werden können. Beim Gros der Rückenschmerzpatienten (94 %) lassen sich derartige strukturelle Befunde nicht erheben. Es findet sich demnach eine Diskrepanz zwischen dem Schmerzerleben des Betroffenen und den pathologisch-anatomischen Befunden im Bereich der Wirbelsäule. Dies führt in der klinischen Praxis häufig dazu, die Beschwerden im Bereich der Psychosomatik anzusiedeln unc den von chronischen Rücken- oder Nackenschmerzen Betroffenen als Psychopathen oder Simulanten abzutun.

Hierbei wird „psychosomatisch“ und „funktionell“ oftmals mit „psychisch verursacht“ gleichgesetzt.

Obwohl Rücken- oder Nackenschmerzen wie jedes Schmerzgeschehen in engem Zusammenhang mit psychischen Prozessen stehen, vernachlässigt diese Sichtweise einen wesentlichen Aspekt im Grenzbereich zwischen Psyche und Soma, den wir mit dem Begriff **funktionell** umschreiben wollen. Um diesen Begriff zu erläutern, greifen wir auf die Terminologie der Computerbranche zurück, mit deren Entwicklung das Verständnis für ablaufende Prozesse erst entstehen konnte.

Lebewesen sind offene Systeme, die in ständigem Austausch mit ihrer Umwelt stehen. Einen Teilaspekt dieses Austauschs stellt die (Sinnes-)Wahrnehmung und die Reaktion auf diese Wahrnehmung in Form von Bewegung dar.

Dies ist Aufgabe des sensomotorischen Systems, zu dem (stark vereinfacht) die Wahrnehmung (Sensorik, Afferenz), die zentralnervöse Verarbeitung und die Bewegung (Motorik, Efferenz), ergänzt durch die Bewegungskontrolle (Reafferenz), gehören. (Abb. 109)

Sie läuft als ein hochkomplexer Prozess ab, der mit einer Unzahl von Informationen (sensorischer Input) und Stellgrößen arbeitet und ein Höchstmaß an Effektivität in der Verarbeitung erfordert.

Das Zentralnervensystem übt dabei die Funktion eines Zentralcomputers (Hardware) aus, der in Zusammenarbeit mit externen Modulen (peripheres Nervensystem, Muskulatur) auf der Grundlage eines präexistenten Bewegungsprogramms (Software) die Bewegungssteuerung übernimmt (Lewit & Kolar, 1998).

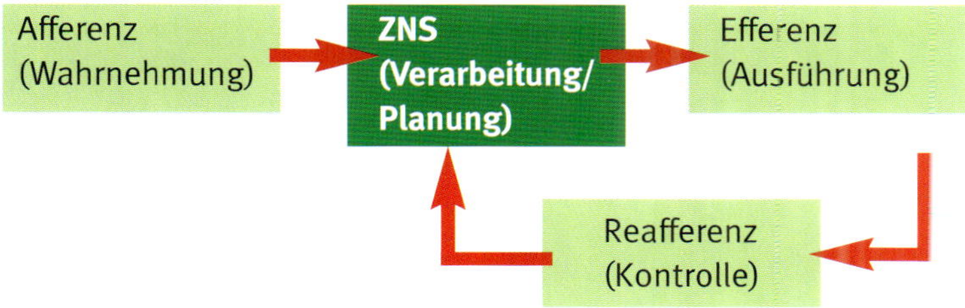

Abb. 109: Sensomotorisches System

Die Entwicklung des Bewegungsprogramms (Softwareentwicklung) ist, im Rahmen einer genetischer Vorgabe, Inhalt des motorischen Lernens von der Zeit im Mutterleib bis zum Erreichen des Erwachsenenalters (ca. 20. Lebensjahr).

Die somatischen Strukturen, die wir unter pathologisch-anatomischen Gesichtspunkten untersuchen können (also beispielsweise mit Röntgen, CT, MRT oder Ultraschall), stellen also die Hardware des Systems dar, das die Grundlage für den reibungslosen Ablauf des Programms bildet. Der Bewegungsablauf selbst unterliegt der Steuerung eines Bewegungsprogramms (Software), dessen Störung einen gestörten Funktionsablauf zur Folge hat (funktionelle Störung), die sich zunächst strukturell nicht feststellen lässt.

Dies führt zur erwähnten Diskrepanz zwischen dem Schmerzerleben des Betroffenen und dem fehlenden strukturellen Substrat im Bereich der Wirbelsäule. Es finden sich, ungeachtet der fehlenden pathoanatomischen Befunde, jedoch funktionell-somatische Befunde im Sinne einer gestörten Sensomotorik, d. h. ein gestörtes muskuläres Gleichgewicht und Koordinationsstörungen.

Merke:

Beim unspezifischen Rücken- oder Nackenschmerz ist nicht die Struktur kaputt (Hardware des Systems), sondern es liegt eine Störung des Bewegungsprogramms (Software des Systems) zu Grunde. Diese muss auch funktionell, d. h. durch Üben, behandelt werden. Passive Maßnahmen, die die Struktur beeinflussen sollen, helfen hier ebenso wenig wie ein Aufschrauben des Computers, wenn das Programm abgestürzt ist.

4 Psychosoziale Faktoren beim Nacken-schmerz

4.1 Selbstcheck

Bevor Sie zum folgenden Kapitel kommen, hier die Gelegenheit zum unvoreingenommenen Selbstcheck. Liegen bei Ihnen psychologische Risikofaktoren vor, die die Schmerzerkrankung möglicherweise beeinflussen, ja sogar chronifizieren oder verschlimmern könnten? Wenn Sie die Fragen in Kasten 1 und 2 spontan, ohne nachzudenken (richtige oder falsche Antworten gibt es nicht) beantworten, erfahren Sie im folgenden Kapitel mehr.

Im ersten Teil unseres Selbstchecks können Sie zunächst überprüfen, inwieweit Stress in Ihrem Leben eine Rolle spielt. In Kasten 1 finden Sie dafür eine typische

Checkliste für alltägliche Belastungsfaktoren (so genannte Stressoren), die von der Psychologin und Stressexpertin Wagner-Link (1995) entworfen wurde, um den Grad der Alltagsbelastung bestimmen zu können.

In Kasten 2 geht es darum, wie Sie bisher im Alltag mit Ihren Nackenbeschwerden umgehen. Das professionelle psychologische Testverfahren, aus dem diese Fragen entnommen wurden, wurde von Frau Prof. Monika Hasenbring (1992), einer Schmerzexpertin an der Universität Bochum, entwickelt.

Zu Auswertung des Selbstchecks und Empfehlungen zu Selbsthilfe und Therapie, die auf Sie persönlich zutreffen, erfahren Sie mehr in Kap. 4.3.

Kasten 1

- Gehen Sie die Liste durch.
- Beurteilen Sie, welche der Stressoren für Ihren Alltag INNERHALB DER LETZTEN VIER WOCHEN zutreffen, wie häufig sie auftreten (0 = nie, 1 = manchmal, 2 = häufig, 3 = sehr oft) und kreuzen dies in der entsprechenden Spalte an.
- Bewerten Sie, wie stark Sie den jeweiligen Stressor als störend empfinden (0 = nicht störend, 1 = kaum störend, 2 = ziemlich störend, 3 = stark störend) und kreuzen dies in der entsprechenden Spalte an.
- Multiplizieren Sie den Wert für die Häufigkeit mit dem Wert für die Bewertung des Stressors und tragen Sie das Ergebnis in die Spalte „Produkt 1“ ein. Summieren Sie anschließend alle Produktwerte dieser Spalte.
- Füllen Sie die Checkliste nach einigen Wochen noch einmal und wiederum einige Wochen später zum dritten Mal aus und tragen Sie die Ergebnisse jeweils in die Spalten „Produkt 2“ und „Produkt 3“.

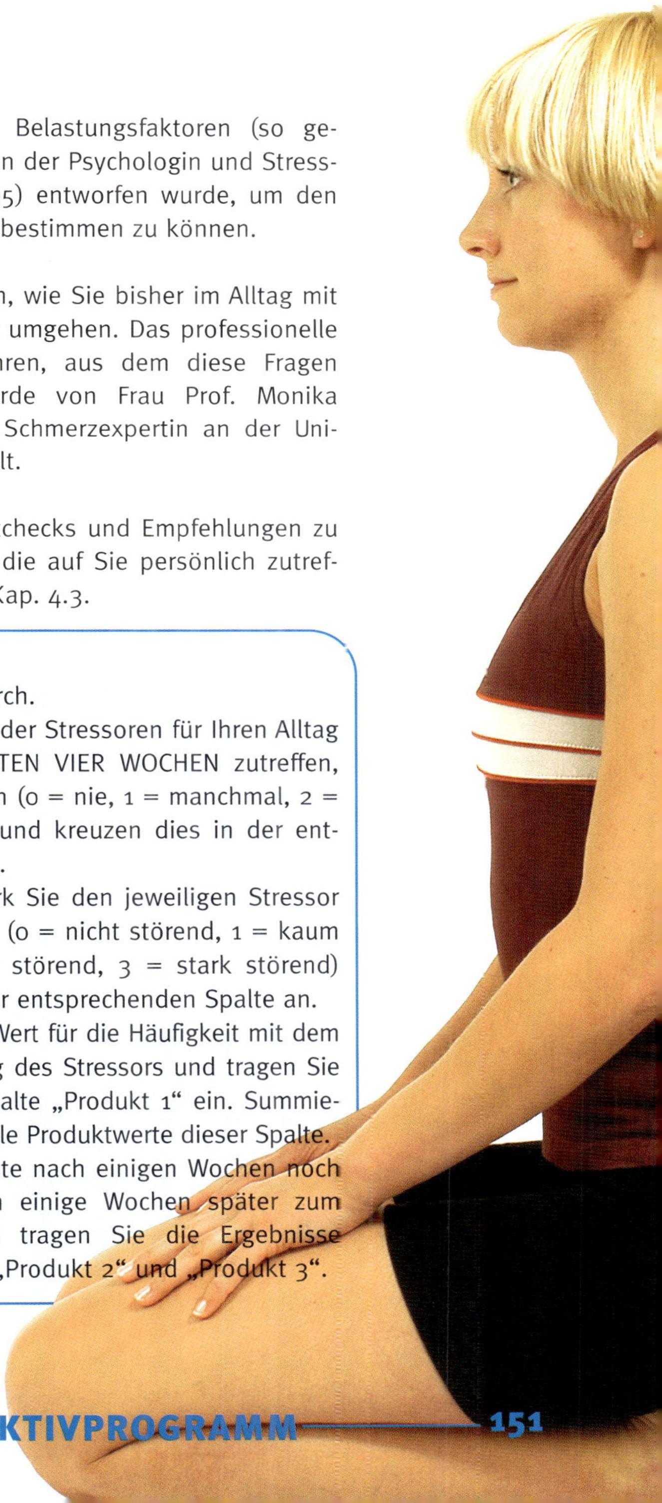

Stressoren	Häufigkeit	
	Nie	Manch
Termindruck	0	1
Zeitnot, Hetze		
Dienstreisen		
Ungenaue Anweisungen und Vorgaben		
Verantwortung		
Aufstiegswettbewerb/Konkurrenzkampf		
Konflikte mit Kollegen		
Ärger mit dem Chef		
Ärger mit Kunden		
Ungerechtfertigte Kritik an mir		
Dauerndes Telefonklingeln		
Informationsüberflutung		
Neuer Verantwortungsbereich		
Umweltverschmutzung		
Lärm		
Anruf von Vorgesetzten		
Autofahrt in der Stoßzeit		
Schulschwierigkeiten		
Ärger mit Verwandtschaft		
Krankheitsfall in der Familie		
Hausarbeit		
Rauchen		
Alkoholgenuss		
Übermäßige Kalorienzufuhr		
Bewegungsmangel		
Schwierigkeiten bei Kontaktaufnahme		
Unerfreuliche Nachrichten		
Hohe laufende Ausgaben		
Konflikte mit Kindern		
Zu wenig Schlaf		
Menschenansammlung		
Trennung vom (Ehe-)Partner/von der Familie		
Einkaufen in der Stoßzeit		
Behördenbesuche		
Misserfolge		
Ärztliche Untersuchungen		
Sorgen		
Unzufriedenheit mit dem Aussehen		
Eigene Beispiele:		

	Bewertung		=		Belastung			
fig	Sehr oft	Nicht störend	Kaum störend	Ziemlich störend	Stark störend	Produkt 1	2	3
	3	0	1	2	3			

Kasten 2

Im Folgenden ist eine Reihe von Handlungen und Gedanken bzw. Gefühlen aufgeführt, die wir bei uns beobachten können, wenn wir Schmerzen haben oder Belastungen ausgesetzt sind. Gehen Sie bitte **jede der folgenden Aussagen** einzeln durch und kreuzen Sie auf der Antwortskala an, ob bzw. wie häufig Sie **in den vergangenen 14 Tagen** bei Schmerzen die entsprechende Handlung bei sich beobachten konnten.

Wenn ein Punkt für Sie „manchmal" (= drei Punkte) oder häufiger (vier, fünf oder sechs Punkte) zutrifft, kreuzen Sie das Symbol in der dritten Spalte an.

Wenn ich Schmerzen habe, reagiere ich so ...	-Nie	-Fast nie	-Selten	-Manchmal	-Oft	-Meistens	-Jedes Mal	Haben Sie drei oder mehr Punkte?
... bedrückt und abgespannt.	0	1	2	3	4	5	6	☹
... ängstlich/angespannt.	0	1	2	3	4	5	6	☹
... trotzdem heiter/gut gelaunt.	0	1	2	3	4	5	6	☺
... trotzdem unbesorgt.	0	1	2	3	4	5	6	☺
Warum muss ich diese schwere Last tragen?	0	1	2	3	4	5	6	☹
Wichtig ist, dass ich jetzt durchhalte!	0	1	2	3	4	5	6	▲
Bald ertrage ich es nicht mehr länger!	0	1	2	3	4	5	6	☹
Ach, das ist nichts Besonderes, geht gleich wieder weg!	0	1	2	3	4	5	6	▲
Es hilft überhaupt kein Mittel mehr!	0	1	2	3	4	5	6	☹

Wenn ich Schmerzen habe, reagiere ich so ...	-Nie	-Fast nie	-Selten	-Manchmal	-Oft	-Meistens	-Jedes Mal	Haben Sie drei oder mehr Punkte?
Ach – nicht weiter beachten!	0	1	2	3	4	5	6	▲
Reiß dich zusammen!	0	1	2	3	4	5	6	▲
Wichtig ist, dass ich mich jetzt nicht gehen lasse!	0	1	2	3	4	5	6	▲
.... bitte ich mir nahe stehende Personen um Hilfe.	0	1	2	3	4	5	6	■
... ziehe ich mich zurück, um ungestört zu sein.	0	1	2	3	4	5	6	■
... sage ich berufliche Termine ab oder lasse mich krankschreiben.	0	1	2	3	4	5	6	■
... vermeide ich körperlich anstrengende/sportliche Aktivitäten.	0	1	2	3	4	5	6	■
... gehe ich mit Humor darüber hinweg.	0	1	2	3	4	5	6	☺
... halte ich Termine ein, obwohl mir nicht danach zumute ist.	0	1	2	3	4	5	6	▲
... breche ich ein Zusammensein mit Freunden ab.	0	1	2	3	4	5	6	■
... sage ich mir: „Dafür ist jetzt keine Zeit."	0	1	2	3	4	5	6	▲
... breche ich eine Arbeit, die ich gerade ausführe, ab und lege mich hin.	0	1	2	3	4	5	6	■
... lasse ich mich von meiner Familie zu Unternehmungen überreden, obwohl mir nicht danach zu mute war.	0	1	2	3	4	5	6	▲

Wenn ich Schmerzen habe, reagiere ich so ...

	-Nie	-Fast nie	-Selten	-Manchmal	-Oft	-Meistens	-Jedes Mal	Haben Sie drei oder mehr Punkte?
... setze ich meine Tätigkeit, die ich gerade ausführe, in jedem Fall fort.	0	1	2	3	4	5	6	▲
... lasse ich mir anstrengende Tätigkeiten abnehmen.	0	1	2	3	4	5	6	■
... bitte ich meine Familie um etwas Ruhe.	0	1	2	3	4	5	6	■
... lenke ich mich zu Hause durch kleine Tätigkeiten ab.	0	1	2	3	4	5	6	▲
... fühle ich mich meist optimistisch.	0	1	2	3	4	5	6	☺
... führe ich manche meiner Wünsche und Pläne nicht aus.	0	1	2	3	4	5	6	■
... lasse ich mir den Spaß nicht verderben.	0	1	2	3	4	5	6	☺

4.2 Warum psychosoziale Faktoren?

Wer unter chronischen körperlichen Beschwerden leidet, hört häufig, dass möglicherweise psychosomatische Faktoren im Spiel seien. Eine Erklärung ist immer besonders schnell zur Hand: Stress! Doch über welche Mechanismen kann Stress zu Nackenbeschwerden führen, und schlimmer noch: Was soll man gegen Stress schon tun können? Was ist mit denjenigen Patienten, die auf den ersten Blick keinen Stress zu haben scheinen? Um dies zu beantworten, hier ein kurzer Ausflug in das Fach der Psychosomatik.

4.2.1 Körper und Psyche

Wissenschaftler gehen davon aus, dass auf verschiedene Situationen, denen man begegnet, immer der ganze Mensch reagiert. Immer erleben wir ein Ereignis, sei es noch so unwichtig, sowohl körperlich als auch seelisch, niemals getrennt voneinander.

Bsp. Frau B. (36) leidet seit ca. vier Jahren unter hartnäckigen Kopfschmerzen und Beschwerden im Nacken. Sie ist verheiratet (Ehemann arbeitslos), zwei Kinder, Chefsekretärin in einem größeren Betrieb. Es gibt viel Arbeit, der Chef verlangt perfekte pünktliche Arbeit, Überstunden sind keine Seltenheit. Frau B. hat damit nie ein Problem gehabt und sitzt Tag für Tag so lange im Büro, bis alles erledigt ist. Eines dienstagabends merkt Frau B., dass es ihr nicht gut geht. Den ganzen Tag kam eine Anfrage nach der anderen, der Chef hatte ihr unendliche Stapel auf den Schreibtisch gelegt. Nach vielen Stunden Arbeit am PC hat sie Kopfschmerzen, der Nacken ist verspannt, der Rücken schmerzt. Sie schaut auf die Uhr und beschließt, Feierabend zu machen. Die Tür geht auf, und vom Chef vernimmt Frau B. ein Brüllen: Verdammt noch mal, B., wenn der Brief an xy & Co nicht heute noch rausginge, sei sie gefeuert, schlampige Angestellte könne er sich nicht leisten.

Reaktionen auf Stresssituationen zeigen sich psychisch auf drei Ebenen: auf gedanklicher, auf Gefühlsebene und auf Verhaltensebene. Alle drei Ebenen spielen eine Rolle für körperliche Abläufe und können auch an der Verschlimmerung oder Aufrechterhaltung/Chronifizierung von Erkrankungen (also auch von Nackenschmerzen) beteiligt sein.

1. Gedankliche Reaktionen ...

... sind zum Beispiel

- Bewertungen der Situation.
- Bewertung von Bewältigungsmöglichkeiten.

Wie der große alte Stress- und Angstforscher Lazarus bereits in den 70er Jahren des 20. Jahrhunderts herausfand, laufen in Sekundenschnelle zahlreiche Bewertungsprozesse in uns ab, die unser letztendliches Verhalten bestimmen.

Dazu gehören zum Beispiel Fragen wie: „Wie bedrohlich ist die Situation?“, „Kann ich der Situation entgehen? Wenn nicht, welche Mittel und Wege stehen mir zur Verfügung, um mich zu wehren?“ Oder Bewertungen wie: „Das geht nie weg.“, „Oh Gott, jetzt schaff ich das wieder nicht.“, „Wieso bin immer ich diesem Stress ausgesetzt?“ usw.

Vielleicht fallen Ihnen selbst noch viele andere Argumente ein, die Sie aus eigener Erfahrung kennen, und einer oder einem Bekannten von Ihnen wiederum andere. Die Gedanken und Bewertungen, die wir mit einer Situation verbinden und die unser letztendliches Handeln bestimmen, sind sehr individuell. Sie hängen stark von unserer Geschichte ab, d. h. von der Erziehung, die wir genossen haben, den Erfahrungen und den Beobachtungen, die wir im Laufe unseres Lebens gemacht haben; Psychologen nennen dies unsere **Lerngeschichte**.

Ü: Erinnern Sie sich an eine bedrohliche oder belastende Situation, die Sie kürzlich erlebt haben, ob im Berufs- oder Privatleben. Schreiben Sie auf, welche Gedanken Ihnen dabei durch den Kopf gegangen sind. Vielleicht hilft Ihnen dabei das angehängte Schmerztagebuch oder die Liste unangenehmer Gedanken aus dem Selbstcheck (Kasten 2).

2. Emotionale Reaktionen ...

... auf Stress können zum einen aus den gedanklichen Bewertungen resultieren, die wir eben beschrieben haben. Sie können aber auch ganz unbewusst, ohne nachzudenken, entstehen.

Sie sind immer auch mit körperlichen Reaktionen verbunden. Sicher haben Sie auch an sich bereits beobachtet, dass Angst oder Freude Herzklopfen auslösen, Aufregung regt die Darmtätigkeit an, Wut und Ärger Muskelverspannungen, Ekel führt zu Übelkeit und Erbrechen usw.

Dies ist ein Mitbringsel aus unserer Entwicklung aus dem Tierreich und hatte einmal große Bedeutung fürs Überleben. Der Sinn dieser Reaktionen liegt darin, den Körper „bereitzumachen", um auf die entsprechende

Situation sinnvoll und schnell reagieren zu können. Handelt es sich, wie im Beispiel oben, um eine bedrohliche Situation („Ich schaffe es nicht, ich werde versagen!“), wird automatisch der Kreislauf „hochgefahren“ (Herzklopfen, Bluthochdruck, Schweiß), die Muskeln sind gestrafft, wir sind buchstäblich „angespannt“, um gegebenenfalls schnellstens fliehen oder aber kräftig angreifen zu können. Außerdem werden im Gehirn automatisch so genannte **Endorphine** ausgeschüttet. Das sind körpereigene Opiate, die ähnlich wie Schmerzmittel wirken und dafür sorgen, dass wir nicht durch Schmerzen an Kampf oder Flucht gehindert werden.

Dieses „Kämpfe- oder Flieh!“-Muster geht bereits auf unsere Vorfahren zurück bzw. findet sich im gesamten Tierreich spätestens dann wieder, wenn sich das Kaninchen entscheiden muss, ob es den angreifenden Löwen attackieren will oder besser Land gewinnen sollte. Unter uns zivilisierten Menschen wird zwar nicht mehr ums nackte Überleben gekämpft, dennoch sind auch wir in Stresssituationen noch mit denselben Reaktionsmustern ausgestattet. Dies macht sich auch in unserer jeweiligen Körperhaltung bemerkbar:

Wenn Sie andere oder sich selbst in belastenden Situationen beobachten, werden Sie feststellen, wie sich dabei die Körperhaltung verändert.

- Ein mutiger Draufgänger, der sich für Angriff oder Verteidigung entschieden hat, ballt die Hände zu Fäusten, der Kopf schiebt sich automatisch nach vorn, die Stirn ist gerunzelt, die Augen zusammengekniffen, die Zähne zusammengebissen, die Nackenmuskulatur ist angespannt usw. (Chronisch angriffslustige Streithähne werden übrigens nicht umsonst „halsstarrig“ genannt!)
- Ein eher ängstlicher Typ dagegen geht in Schutzhaltung. Er zieht die Schultern nach vorn oder oben

und würde am liebsten den Kopf zwischen den Achseln verstecken, den Blick schräg nach oben gerichtet, um zu sehen, ob noch Gefahr besteht.

Bsp. Für Frau B. ist unsere Beispielsituation sehr bedrohlich und ärgerlich: Ihr Mann ist arbeitslos und sie auf die Stelle angewiesen, sie hat **Angst** vor Kritik oder gar Entlassung. Andererseits ist sie wütend über die arrogante Art des Chefs, sie ungerecht und wie ein billiges Arbeitstier zu behandeln, statt ihre Kompetenz zu schätzen. Innerlich ballt sie die **Fäuste** in der Tasche, versucht äußerlich aber, **krampfhaft Haltung** zu bewahren. Ihm zu widersprechen und auf Feierabend zu beharren, käme für sie nie in Frage. Sie kennt sich schon immer als eher ängstlichen Typ, ihre Eltern haben sie dazu erzogen, fleißig zu sein und sich unterzuordnen. Sie nickt (dabei ist ihr **Hals sehr angespannt**) und entscheidet sich also, wohl oder übel **zähneknirschend** den Brief an xy & Co. zu Ende zu schreiben.

Ü: Versuchen Sie, sich in die beschriebene Situation hineinzuversetzen und die Haltungen an sich selbst nachzuvollziehen. Welche Körperhaltungen bzw. Reaktionen können Sie noch beobachten (z. B. Gesichtsbereich, Hände, Rücken)?

- Angst: Z. B. Schultern hochgezogen, Kopf leicht eingezogen, Blick schräg nach oben, Arme eng am Körper usw.
- Wut: Z. B. gespannter Nacken, Kopf leicht nach vorn, Gesichtsmuskeln angespannt, Augen zusammengekniffen, Kiefer aufeinander gepresst, Fäuste geballt, Beine angespannt (Stampfen!) usw.

Welche Veränderungen des Körpers und der Körperhaltungen kennen Sie bei weiteren Gefühlen von sich?

Kommt Ihnen möglicherweise eine der Haltungen bekannter vor als die andere? Achten Sie besonders darauf, wie sich jeweils die Schulter- und Nackenpartie anfühlt. Stellen Sie sich anschließend vor, wie Ihre Nackenmuskulatur sich erst anfühlen muss, wenn Angriff/Verteidigung oder Flucht (alles in allem also: Stress) zur Dauersituation geworden ist!

Den meisten Lesern wird das nicht neu sein. Was jedoch den wenigsten Menschen **im Alltag** bewusst ist: Bei Verspannungen, Schmerzen oder anderen körperlichen Beschwerden handelt es sich häufig um eine Reaktion auf psychische Belastung oder um ein Signal dafür, dass etwas nicht in Ordnung ist!

Die meisten Menschen nehmen nur die eine oder andere Seite wahr, fühlen sich entweder **nur** psychisch angeschlagen oder **nur** körperlich krank. Dass uns die jeweils andere Seite nicht bewusst ist, heißt jedoch nicht, dass sie nicht da ist.

Bsp.: Am Abend nach dem Vorfall leidet Frau B. mehr als sonst unter ihren Nacken- und Kopfbeschwerden. Sie nimmt diesmal zwei statt einer Tablette und beschließt, sich wieder Massagen gegen die Verspannungen verschreiben zu lassen, da sie sich sonst nicht arbeitsfähig fühlt. Beides hilft kurzfristig. Doch Chef, Angst und Wut sind auch am nächsten und übernächsten Tag wieder zur Stelle ...

3. Verhaltensebene, Umgang mit Stress und Schmerzen

Wie wir uns letztlich in einer Stress- oder Schmerzsituation verhalten, hängt also stark von Gedanken und Gefühlen in dieser Situation ab. Unser Umgang mit Stress oder Schmerzen ist daher sehr individuell. Trotzdem lassen sich - ganz grob gesehen – verschiedene Verhaltenstypen unterscheiden.

Wissenschaftler, wie zum Beispiel die Forschungsgruppe um Prof. Hasenbring in Bochum, haben ein Modell entwickelt, nach dem der weitere Verlauf einer Erkrankung (wie zum Beispiel Nackenschmerzen) davon abhängt, wie wir damit umgehen. In ihrer Arbeit sind sie auf bestimmte Grundmuster gestoßen, nach denen Patienten auf Schmerz- oder Stresssituationen reagieren und die als „Risikotypen" für eine Schmerzchronifizierung gelten.

4.2.2 Sind Sie ein „Risikotyp"?

Patienten, die eher zum **ängstlich-vermeidenden** Muster neigen, fühlen sich dem Schmerz ausgeliefert, niedergeschlagen, müde und lustlos. Dies sind häufige Anzeichen für Depressivität. Die Folgen bestehen in Rückzug und dem Bedürfnis nach möglichst viel Schonung. Automatisch werden auch Schonhaltungen eingenommen, um den Schmerz nicht zu verschlimmern. Eine ständige Schonhaltung leistet wiederum muskulären Dysfunktionen Vorschub (siehe Kap. 3.3), führt zu Verspannungen und einer Sensibilisierung der Muskeln, die damit empfindlicher gegenüber Schmerz werden. Außerdem fehlt durch den sozialen Rückzug jede Möglichkeit zu Ablenkung und Freude, stattdessen fixiert sich die gesamte Wahrnehmung auf die Schmerzen, die ängstlich am eigenen Körper überwacht werden. Je mehr man sich jedoch auf Schmerzen konzentriert, desto stärker werden sie. Wenn man sich daraufhin noch mehr zu schonen versucht, beginnt der Kreislauf von vorn. Die Schmerzen bleiben durch diesen Teufelskreis nicht nur bestehen, sondern werden mit der Zeit immer schlimmer.

Viele Patienten reagieren jedoch auch mit **Durchhalten** auf Schmerz. Sie versuchen, im Alltag weiterhin zu funktionieren und ihrer Arbeit nachzukommen. Da sie sich nicht hängen lassen wollen, versuchen sie, aus verschiedensten Gründen Schmerzen möglichst wenig zu beachten, z. B., um der Umgebung nicht zur Last zu fallen, ihren Arbeitsplatz nicht zu verlieren, keinesfalls Schwäche zu zeigen, nicht auf die Hilfe anderer angewiesen zu sein usw.

So scheinen diese Patienten auf den ersten Blick körperliche Erkrankungen problemlos zu bewältigen. Gerade deshalb stellen sie jedoch eine besonders gefährdete Risikogruppe dar. Weil sie verantwortungsbewusst und leistungsorientiert sind, gelingt es ihnen nur sehr selten, sich wirklich zu entspannen. Selbst wenn sie Zeit für eine Pause hätten oder gern mal zur Ruhe kommen würden, gehen ihnen noch tausend unerledigte oder belastende Dinge durch den Kopf.

Aus Untersuchungen ist bekannt, dass solche ständige gedankliche Beschäftigung nicht nur zu innerlicher Anspannung, sondern damit auch zur Anspannung der Rücken- und Nackenmuskulatur führt. Fehlt bei Daueranspannung ein Ausgleich, Ruhe oder Entspannungspausen, wird die Muskulatur dauerverspannt und überfordert. Auch hier schleichen sich schnell Fehlhaltungen ein und somit muskuläre Dysfunktionen, was den Schmerz auf Dauer verstärkt (siehe Kap. 3).

Patienten, die zu diesem „Durchhalte"-Typus neigen, werden noch einmal in zwei Untergruppen unterteilt: Durchhalter mit positiver, gehobener und jene mit gedrückter, depressiver Stimmung. Die so genannten **fröhlichen Durchhalter** bemühen sich zwar um eine heitere Stimmung und wirken nach außen hin trotz Schmerzen optimistisch. Dass sie wichtige Signale und

Bedürfnisse ihres Körpers (z. B. „Ich ärgere mich, bin erschöpft, ich bin verspannt, ich brauche Ruhe usw.“) ignorieren, beruht auf verschiedenen Gründen. Vielleicht sind sie dazu erzogen worden, sich selbst nicht zu wichtig zu nehmen, vielleicht sind sie durch ihren hektischen Alltag oder Ehrgeiz schlicht abgelenkt oder haben nie gelernt, auf ihren Körper zu achten.

Auf jeden Fall entziehen sie so ihrem Körper (und natürlich auch der Seele), die Möglichkeit nach Ausgleich bzw. Erholung und setzen so wie auch die anderen Risikotypen einen Schmerzkreislauf in Gang.

So genannte **depressive Durchhalter** versuchen ebenfalls, Erschöpfung, Verspannungen, Schmerzen oder andere Signale zu verdrängen, jedoch aus anderen Gründen. Besonders häufig spielt, wie beispielsweise bei Frau B. aus dem obigen Beispiel, Angst eine Rolle – Angst

- vor Kritik, Entlassung oder sonstigen Strafen,
- etwas nicht zu schaffen, zu versagen, sich eine Blöße zu geben,
- nicht freundlich und hilfsbereit genug zu sein und damit die Zuneigung anderer zu verlieren usw.

Wem solche Ängste buchstäblich im Nacken sitzen, für den kommen Schulter, Hals und Nacken aus der instinktiven Verteidigungs- und Schutzhaltung gar nicht mehr heraus. Ruhe und Ausgleich sind fast unmöglich, Daueranspannung, Erschöpfung und Depressionen vorprogrammiert und wieder schließt sich der Teufelskreis der Schmerzverstärkung.

> Teufelskreise sind das Markenzeichen aller drei Risikotypen. Sie kommen durch eine Kombination psychischer (Vor-)Belastungen und körperlicher Verspannungen und Fehlhaltungen zu Stande.

Solange sie nicht unterbrochen werden, werden die Beschwerden aufrechterhalten und können sich verstärken.

Es nützt also nichts, wenn nur ein Abschnitt dieser Kreisläufe behandelt wird (z. B. der Schmerz mittels Tablette), wenn aus anderen Richtungen immer „Nachschub geliefert wird" (d. h. zum Beispiel die Psyche immer wieder für neue Verspannungen sorgt). Einen Knopfdruck, der alle Beschwerden rückgängig macht, gibt es leider nicht. Auch wenn es mühselig erscheint: Wenn eine Schmerztherapie wirksam sein soll, müssen alle Risikofaktoren, d. h. Bestandteile von Schmerzkreisläufen, die beim jeweiligen Patienten vorliegen, gefunden und ausgeschaltet werden.

Welche sind es bei Ihnen?

4.3 Was können Sie selbst tun?

4.3.1 Selbstbeobachtung

Wir haben schon erwähnt, dass die Risiken, die zu einer Erkrankung bzw. deren Verschlimmerung führen, von Patient zu Patient sehr unterschiedlich ausfallen. Aus psychologischer Sicht gehören dazu verschiedenste Verhaltensmuster, die wiederum auf unterschiedliche Persönlichkeitseigenschaften, Gedanken, Erfahrungen und Überzeugungen des Patienten zurückgehen können.

Ein und dieselbe (Stress-)Situation ruft bei verschiedenen Personen völlig unterschiedliche Reaktionen hervor, für den einen bedeutet sie unüberwindliche Anspannung, während der andere sie gar nicht als Belastung wahrnimmt. Ein Dritter kennt sich als souveränen Optimisten, der jeder Situation gewachsen ist, muss sich aber innerlich eingestehen, dass auch er z. B. bei beruflichen Anforderungen mit Ängsten und Aufregung zu kämpfen hat. Es sind auch nicht immer die ganz offensichtlichen „Stresspunkte", über die wir vielleicht täglich mit dem Partner streiten, sondern häufig gerade kleinere Ärgernisse (Stressforscher nennen sie die „daily Hassles"), die unbemerkt zu Anspannung führen.

Wichtigster Punkt, bevor wir aus psychologischer Sicht etwas zur Schmerzbehandlung unternehmen können, ist daher eine längere und natürlich möglichst ehrliche Selbstbeobachtung und Selbsteinschätzung, um Behandlungen möglichst gezielt und individuell ansetzen zu können.

Haben Sie die Fragen aus dem Selbstcheck zu Beginn dieses Kapitels ausgefüllt?

Natürlich ersetzen sie keine ausführliche Diagnostik! Sie können Ihnen aber einen Anhaltspunkt und eine Richtung zur Selbstbeobachtung geben.

Auswertung Kasten 1

- Gehen Sie die letzten drei Spalten der Tabelle in Kasten 1 durch.
- Haben Sie mehr als 10 x einen Wert › 4 eingetragen? Dann wird es Zeit, etwas gegen Stress zu unternehmen!

- Bei welchen Stressoren sind die Werte gleichbleibend, also auch beim zweiten oder dritten Ausfüllen 4 oder noch höher? Diese chronischen Belastungsfaktoren sollten Sie sich in Ihrem Alltag genauer ansehen!

Auswertung Kasten 2

Zählen Sie anhand der dritten Spalte, wie häufig Sie die Symbole angekreuzt haben.

Welches Symbol überwiegt auf der Stimmungsebene?

☺.....mal ☹....mal

Welches Symbol überwiegt auf der gedanklichen und Verhaltensebene?

▲.....mal ■.....mal

- Haben Sie die beiden Symbole jeweils gleich häufig angekreuzt? Dann ist Ihr Umgang mit Belastungen und Nackenbeschwerden gut ausgeglichen, Sie sind wahrscheinlich kein Risikotyp.

- Überwiegt jeweils ein Symbol, kombinieren Sie in der folgenden Tabelle das überwiegende Symbol der Stimmungsebene und das der gedanklichen und Verhaltensebene miteinander.

Ihr Risikotyp	Mögliche Kernprobleme	Was können Sie selbst tun? Lesen Sie insbesondere den Abschnitt ...
☹ ■ Ängstlich-vermeidend	◆ Angst ◆ Schonung/Schonhaltung ◆ Passivität und Rückzug ◆ Wahrnehmung auf Schmerz fixiert	◆ Selbstbeobachtung ◆ Stressbewältigung ◆ Aktive Entspannung und Genuss ◆ Wahrnehmungslenkung ◆ Entspannungsverfahren (bes. PMR)
☺ ▲ Durchhalter mit heiterer Stimmung	◆ Fehlende Selbstbeobachtung ◆ Fehlende Wahrnehmung körperlicher Signale ◆ Fehlende Entspannung	◆ Selbstbeobachtung ◆ Bodychecks und Mikropausen ◆ Entspannungsverfahren (besonders konzentrative Entspannung)
☹ ■ Durchhalter mit ängstlich-gedrückter Stimmung	◆ Angst, fehlende Selbstsicherheit ◆ Fehlende Entspannung ◆ Wahrnehmung auf Schmerz fixiert	◆ Selbstbeobachtung ◆ Bodychecks und Mikropausen ◆ Stressbewältigung ◆ Aktive Entspannung und Genuss ◆ Entspannungsverfahren (besonders konzentrative Entspannung) ◆ Wahrnehmungslenkung und Imagination

Um mögliche psychische Auslöser oder Einflussfaktoren für Verspannungen und Schmerzen genauer zu beobachten, empfiehlt es sich, über einen gewissen Zeitraum ein Schmerztagebuch zu führen, in dem Sie nicht nur täglich Beschwerden und ihre Stärke eintragen, sondern auch, in welcher Situation die Schmerzen beispielsweise schlimmer oder besser wurden, welche Gedanken und Gefühle mit dieser Situation verbunden waren usw. Ein Beispiel finden Sie im Kasten abgedruckt.

Ü: Versuchen Sie, ein solches Tagebuch über einen längeren Zeitraum (mindestens drei Wochen) zu führen und lesen Sie es am Ende noch einmal durch:

- An welchen Tagen sind die Schmerzen besonders stark?
- In welchen Situationen? Als Sie sich wie gefühlt haben?
- Wie sind Sie mit den Situationen umgegangen? Was hat dabei gut getan? Was hat die Nackenbeschwerden eher verschlechtert?

Schmerztagebuch					
Tag	**Beschwerden (Wo? Was?)**	**Wie stark von 0 („beschwerdefrei“) bis 10 („unerträglich“)**	**In welcher Stituation befand ich mich gerade? War die Situation evt. Auslöser der Beschwerden?**	**Was habe ich in dieser Situation gedacht? Was gefühlt?**	**Wie habe ich reagiert? Mit welchem Erfolg?**
Montag	Schmerz, Schulter	1...........x.........10	Chef kurz vor Feierabend	Wieso darf ich nicht Feierabend machen? Wut/Ärger	Überstunden Schmerz schlimmer
Dienstag	–	1x....................10			
Mittwoch	Verspannung, Schulter	1......................10	Streit mit Manfred, weil ich zu spät kam	Erst Überstunden, dann Vorwürfe, und dann unerträgliche Schmerzen! Verzweiflung/Wut	Rückzug Traurig
Donnerstag	s. Mittwoch	1....................x10	s. Mittwoch		
Freitag	–	1..........x.........10			
Samstag	–	1.x...................10			
Sonntag	Schmerz Nacken Rucken, Schulter	1....................x10	Gartenarbeit	Wie soll ich das bloß schaffen mit den Schmerzen? Angst	Weiter-gearbeitet

Abb. 110: Schmerztagebuch

Fassen Sie nun die Ergebnisse Ihrer Selbstbeobachtung zusammen, seien Sie so ehrlich wie möglich zu sich selbst:

Ü: Welchen Belastungen sind Sie ausgesetzt?
Nehmen Sie hierzu die Liste aus dem Selbstcheck sowie das Schmerztagebuch zu Hilfe. Beziehen Sie nicht nur „größere Probleme" ein, sondern decken Sie auch kleinere Schwierigkeiten auf. Bei welchen Belastungen konnten Sie einen Zusammenhang zur Verschlimmerung Ihrer Beschwerden finden?

Wie sind Sie bisher immer damit umgegangen?

Welcher Risikotyp trifft am ehesten auf Sie zu? (Z. B. versuchen Sie, Probleme zu vermeiden, zu überspielen, zu ignorieren?)

Welche Gedanken, Überzeugungen, Persönlichkeitseigenschaften, also welche „Weltanschauung", steckt dahinter, dass Sie so reagieren und nicht anders?

Wenn Sie diese Fragen beantworten konnten und sich so einiger Kernprobleme bewusst geworden sind, haben Sie schon einen wichtigen Teil der Schmerzbewältigung geschafft. Denn nun können Sie gezielter planen, wie Sie die Lösung der betreffenden Probleme angehen können:

Welche Situationen belasten mich? Vor welchen Situationen habe ich Angst? Was strengt mich an? Was fällt mir leichter? Wann und wie häufig brauche ich Ruhe, Abwechslung, Hilfe?

Was genau würde mir Ruhe, Abwechslung, Hilfe bringen? Wer kann mir wie und wann dabei behilflich sein? Können Sie einen Teil belastender Aufgaben abgeben?

4.3.2 Bodychecks und Mikropausen

Lernen Sie, im Alltag stärker auf die Signale zu achten, mit denen Ihr Körper auf vielfältigste Weise mitteilen will, dass er gern einen Ausgleich, eine Pause, Entspannung oder auch Bewegung hätte. Da dies erfahrungsgemäß untergeht, wenn man mitten bei der Arbeit ist, versuchen Sie, sich mit kleinen Tricks daran zu erinnern. Zum Beispiel mit

- Aufklebern und Zetteln (Spiegel, PC-Monitor, Türen, Zigarettenschachteln, Schubladen...),
- selbst eingerichtetem Bildschirmschoner,
- dem Piepen oder Klingeln von Weckern, Handymemos, Timern,
- dem Auftauchen bestimmter Personen (Kollegen, Vorgesetzte, Postbote, ...) sowie
- einem bestimmten Lied im Radio,

  der Fantasie sind da keine Grenzen gesetzt. Wann immer Sie eine dieser Erinnerungshilfen bemerken, versuchen Sie, sich 1-3 Minuten Zeit zu nehmen für einen kleinen „Bodycheck“.

Kasten 3: „Bodycheck“

- Richten Sie Ihre Aufmerksamkeit für einen Moment auf Ihren Körper.
- Schließen Sie die Augen, atmen Sie einen Moment ruhig und wandern Sie in Gedanken durch Ihren Körper.
- Spüren Sie die Haltung Ihres Körpers; Ihrer Arme und Hände, Ihrer Beine, Ihres Rückens, Ihres Kopfs.
- Wie fühlen sich die Muskeln im Nacken an? Im Gesicht? In den Schultern?
- Spüren Sie einen Unterschied zwischen der rechten und der linken Hälfte Ihres Körpers?
- Spüren Sie Ihren Atem, Ihren Puls, Ihr Herz, Ihren Bauch.

Wie ist momentan die „Lage im Körper?“ Fühlen Sie sich angespannt, ertappen Sie sich z. B. bei einem der folgenden möglichen Signale?

Tab. 2: Körpersignale

Vegetative Reaktionen		**Muskuläre Reaktionen**	
Trockener Mund	Schwitzen	Zucken	Starre Mimik
Kloß im Hals	Erröten	Verspannung/	Fingertrommeln,
Herzklopfen,	Kurzatmigkeit	Schmerz	Händekneten
Herzstiche	Tränen	Faustballen	Zittern
Flaues Gefühl	Weiche Knie	Stottern	Zähneknirschen
im Magen	Engegefühl in	Nervöse Gestik	Mit dem Fuß
	der Brust		wippen

Im zweiten Schritt ist es natürlich wichtig, Erschöpfung und Pausenbedarf des Körpers nicht nur zu registrieren, sondern auch darauf zu reagieren. Vermutlich gehören Sie nicht zu den beneidenswerten Menschen, die jederzeit den PC-Stecker ziehen und ins Grüne fahren können. Aber keine Sorge: In den meisten Fällen ist es völlig ausreichend, winzige Ausgleichsmöglichkeiten zu nutzen und so genannte **Mikropausen** einzulegen – solange sie nur frühzeitig und häufig genug eingelegt werden!

Vorschläge und kleine Übungen für Mikropausen haben Sie bereits in den vorangegangenen und folgenden Kapiteln erhalten. Auch die gerade beschriebenen Bodychecks sind im Grunde bereits Mikropausen. Besonders effektiv sind natürlich auch Entspannungs- oder Imaginationsübungen, wie weiter unten beschrieben. Weitere, ganz alltägliche Mikropausen können Sie sich durch eine kurze Unterbrechung der Arbeit gönnen, ohne dass dies Kollegen und Vorgesetzten auffällt:

Die Blumen gießen, zum Kopierer gehen, Tee kochen, einen Apfel schälen und essen, die Hände waschen und eincremen, aus dem Fenster schauen, Briefe zur Post bringen, Zwei-Minuten-Schwatz mit der Kollegin, Gang zur Toilette, den Schreibtisch aufräumen, die Ablagen sortieren ...

Auch dabei dürfen Sie ruhig kreativ sein, nutzen Sie jede Möglichkeit, die Ihnen einfällt und lassen Sie sich auch von anderen inspirieren (schauen Sie doch mal, was die Kollegin macht, die immer so entspannt wirkt). Wichtig ist, dass Sie diese kurzen Pausen bewusst als solche wahrnehmen und genießen. Die schönste Pause nützt nichts, wenn sie das angefangene Schreiben, die Konferenz oder den geplanten Einkauf für heute Abend im Kopf haben.

Kasten 4: 30 Sekunden Entspannung

- Rücken Sie Ihren Schreibtischstuhl für einen Moment etwas vom Schreibtisch weg.
- Strecken Sie sich einmal und atmen Sie tief durch. Lehnen Sie sich gemütlich zurück und legen die Hände in den Schoß.
- Schließen Sie die Augen.
- Konzentrieren Sie sich ausschließlich auf Ihren Rücken, der an die Stuhllehne gelehnt ist. Zählen Sie bis fünf.
- Konzentrieren Sie sich nun ausschließlich auf Ihre Schultern, Arme und Hände. Lassen Sie sie ganz schwer in den Schoß fallen. Zählen Sie bis fünf.
- Konzentrieren Sie sich fünf Atemzüge lang auf Ihren Atem. Zählen Sie bei jedem Atemzug von 1-5.
- Öffnen Sie die Augen, atmen Sie tief durch und strecken Sie sich.

Denken Sie daran: Es geht nicht darum, stundenlang auf der Arbeit zu faulenzen oder die Arbeit auf andere abzuwälzen. Vielmehr ist es eher ein Zeichen von Verantwortungsbewusstsein und Leistungsbereitschaft, wenn Sie dafür sorgen, dass Sie fit und leistungsfähig bleiben. Greifen Sie rechtzeitig in den Verspannungs- und Schmerzkreislauf ein, brauchen Sie nur wenige Minuten zur Regeneration und sind dann schnell wieder leistungsbereit.

4.3.3 Stressbewältigung

Um Stress erfolgreich bewältigen zu können, gibt es zahlreiche Möglichkeiten. Ausführliche Stressbewältigungskurse werden häufig von Krankenkassen, Volkshochschulen usw. angeboten, es existiert auch eine Vielzahl von entsprechender Literatur. Wenn Sie das Gefühl haben, von den alltäglichen Belastungen und Anforderungen in Ihrem Leben überrollt zu werden, können Sie sich dort mit ausführlichen praktischen Hinweisen und Strategien wappnen, um all diese Stressoren besser in den Griff bekommen können. Hier fassen wir nur einige wichtige Punkte von Stressbewältigungsstrategien zusammen:

Systematisches Problemlösen:

1. Erfassen und Beschreiben belastender Probleme. Dies haben Sie mithilfe unseres Selbstchecks oder eines Tagebuchs vielleicht bereits getan.
2. Erarbeiten von Lösungsmöglichkeiten. Sammeln Sie nicht nur eigene Ideen, sondern fragen Sie vielleicht auch möglichst viele Personen um Rat.
3. Auswahl und Planung einer Lösungsmöglichkeit. Planen Sie so genau wie möglich, legen Sie Teilziele fest, wie und wann Sie sie konkret umsetzen können. Beziehen Sie auch in die Planung mit ein, wer Ihnen bei der Umsetzung helfen kann.

4. Umsetzung des Plans und Kontrolle (Konnten Sie Ihre Pläne umsetzen? Welche Hindernisse gab es? Hat Ihr Plan die gewünschte Wirkung? Gibt es notfalls einen Plan B?).

Zeitmanagement

Stehen Sie permanent unter Zeitdruck? Hier ist ein konsequentes Zeitmanagement gefragt. An fast jedem Arbeitsplatz finden sich so genannte **„Zeitfresser"**, d. h. Faktoren, die verhindern, dass Sie die Zeit so effektiv nutzen, wie Sie es gerne möchten. Beobachten Sie sich wieder einmal selbst, ob am Arbeitsplatz oder in Haushalt und Garten: Kommt Ihnen z. B. einer der folgenden Zeitfresser bekannt vor?

Tab. 3: „Zeitfresser"

- Kollegen, die mit einer „kleinen Bitte" kommen.
- Anrufe
- Besprechungen
- Störungen von außen
- Private Telefonate

- Nicht „Nein!" sagen können.
- Fehlende Delegation
- Routinearbeit
- Verstrickung in Details
- Perfektionismus
- Diverse Zusatzämter (Küchendienste, Kaffeekassen)

- Chaos auf dem Schreibtisch
- Keine Prioritäten
- Kein Zeitplan
- Unklare Zielsetzung
- Zu viel auf einmal anfangen.

Was Sie dagegen tun können

Zeit- und Prioritätenpläne aufstellen, nie mehrere Sachen gleichzeitig anfangen.

Erledigtes und Unerledigtes kontrollieren: Arbeiten Sie mit Checklisten, ordnen Sie Ihren Schreibtisch in entsprechende Stapel.

Ablehnen von Aufgaben: „Nein"!-Sagen kann leichter fallen, wenn Sie Ihre Ablehnung gut begründen können. Dazu müssen Sie Ihr eigenes Aufgabengebiet und die Wichtigkeit einzelner anfallender Arbeiten gut einschätzen lernen. Sind alle Aufgaben, die Sie erledigen, tatsächlich Ihre? Welche Aufgaben erledigen Sie heute, obwohl Sie Zeit bis nächste Woche haben?

Delegieren: Welche Arbeiten können Sie an andere abgeben, welche mit anderen gemeinsam erledigen? Durch gemeinsame Arbeit ist man nicht nur schneller fertig, sondern auch weniger abgelenkt!

Den eigenen Rhythmus kennen und einplanen: Gerade Kandidaten vom „Durchhaltetypus" vergessen häufig, dass der Körper Grenzen hat bzw. nach seinem eigenen Biorhythmus Leistung bringen kann. Nehmen Sie sich häufig vor, nachmittags einen wichtigen Brief zu entwerfen und sind dann nervös, weil Sie nach dem Mittagessen einfach müde und unkonzentriert sind? Legen Sie auf diese Uhrzeit andere Aufgaben. Wechseln Sie anstrengende und komplizierte Aufgaben mit leichten Routinearbeiten ab.

4.3.4 Aktive Entspannung, Wahrnehmungslenkung und Genuss

Haben Ihre Beschwerden in der letzten Zeit häufig dafür gesorgt, dass Sie Ihre Freizeit wenig genießen konnten? Viele Patienten berichten, dass Schmerz oder andere körperliche Beschwerden ihr Leben fast bestimmen, also ihre ganze Aufmerksamkeit in Anspruch nehmen. Wir wissen jedoch, dass einerseits eine verstärkte Aufmerksamkeit Schmerzen gegenüber den Schmerz noch verschlimmert, andererseits Ablenkung und Konzentration auf andere (angenehmere) Dinge den Schmerz fast vergessen lässt. Dies hat mit dem so genannten **Aufmerksamkeitsscheinwerfer** zu tun, d. h. der Fähigkeit des Menschen, mithilfe seiner Aufmerksamkeit bestimmte Ausschnitte seiner Umgebung in den Mittelpunkt seiner Aufmerksamkeit zu rücken und andere dafür zu verdrängen.

Versuchen Sie daher, sich möglichst viele Gelegenheiten in Ihrem Leben zu schaffen, in denen Sie diesen Effekt nutzen können. Planen Sie gezielt angenehme Aktivitäten, die Sie im Laufe der nächsten Woche einbauen möchten, planen Sie, wann, wo und mit wem Sie sie verbringen möchten. Wann haben Sie zum Beispiel das letzte Mal ...

Tab. 4: Angenehme Aktivitäten

Kino, Theater, Konzert, Ausstellung, Museen besucht?	Gelesen?	Gemalt, gezeichnet, gebastelt?
Einkaufsbummel, Urlaub gemacht?	Partys besucht?	Fotografiert?
Musiziert, gesungen?	Ein ausgiebiges Bad genommen?	Fotos sortiert?
Musik gehört?	Die Sauna besucht?	Briefe geschrieben?
Sport getrieben?	Zärtlichkeiten ausgetauscht?	Gebacken, gekocht?
Getanzt?	Spaziergang gemacht?	Im Freien gepicknickt?
Gäste eingeladen?	Gute Freunde angerufen?	Eine Kerze, ein Aromalämpchen angezündet?

Es muss sich keinesfalls immer um ausgefallene Vorhaben handeln. Gestalten Sie sich in Ihrem Alltag möglichst viele kleine „Wohlfühlnischen“, die, bewusst genossen, für Ablenkung und Wohlbefinden sorgen:

- „Kleine Rituale“, wie die Zeitung und der Kaffee beim Nachhausekommen, das Stückchen Schokolade dazu, das Sonntagabendtelefonat mit der Freundin.
- Ein bestimmter Ort, ein Eckchen in Ihrer Wohnung, ein bestimmter Sessel, in dem Sie sich besonders wohl fühlen.
- Alles, was Sie mit Ihren Sinnen wahrnehmen können: Erschnuppern, schmecken, ertasten, hören Sie sich in Ihrer Umgebung genau um. Nur wenn Sie bewusst wahrnehmen, kann sich wirklicher Genuss einstellen.

Welche Wohlfühlecken haben Sie?

Kasten 5: Wahrnehmungslenkung

- Rücken Sie Ihren Stuhl wieder ein Stück vom Schreibtisch weg, nehmen Sie eine angenehme Haltung ein und schließen Sie die Augen.
- Atmen Sie ruhig und gleichmäßig und beobachten Sie einige Atemzüge lang, wie Ihr Atem ein- und wieder ausströmt.
- Erkunden Sie nun mit geschlossenen Augen Ihre Umgebung, indem Sie Ihre Aufmerksamkeit auf Ihre verschiedenen Sinne richten.
- Was können Sie um sich herum hören? Welche Geräusche kommen aus Ihrer unmittelbaren Umgebung, welche von weiter weg, kommen vielleicht durch Fenster oder Tür zu Ihnen herein? Was verbinden Sie mit den einzelnen Tönen? Welche der Klänge sind Ihnen vertraut, welche neu? Welche mögen Sie, welche sind Ihnen unangenehm?
- Welche Düfte können Sie um sich herum wahrnehmen? Was riechen Sie gern in Ihrer Umgebung oder außerhalb des Zimmers?
- Liegt Ihnen ein Geschmack auf der Zunge? Vielleicht haben Sie vorhin einen Kaffee getrunken. Haben Sie ihn genossen?

- Was nehmen Sie auf Ihrer Haut wahr? Was können Sie mit den Händen ertasten? Wie ist die Temperatur im Zimmer? Ist da ein leichter Wind? Sind das angenehme oder unangenehme Empfindungen?

Trainieren Sie auf diese Weise das bewusste Wahrnehmen und Genießen mit allen Sinnen! Sie werden bemerken, dass diese kleine Übung gleichzeitig auch eine entspannende Wirkung haben kann.

4.3.5 Entspannungsverfahren und Imagination

Neben entspannenden Aktivitäten im Alltag kann man auch gezielt systematische Entspannungsverfahren erlernen und anwenden, um

- das Erregungsniveau des Körpers in belastenden Situationen zu senken, das heißt,
- Stresssituationen und entsprechende Stressreaktionen des Körpers besser kontrollieren zu können;
- muskuläre Verspannungen, Spannungskopfschmerz, Rücken- oder Nackenbeschwerden sowie andere psychosomatische Beschwerden abzubauen und
- die eigene Belastbarkeit zu erhöhen.

Die verschiedenen Entspannungsverfahren funktionieren im Grunde nach einem übergreifenden Prinzip bzw. verfolgen ein ähnliches Ziel: Mithilfe gezielter gedanklicher Reisen durch den Körper wird die Aufmerksamkeit gegenüber dem eigenen Anspannungsgrad, z. B. der Muskeln, geschärft und durch verschiedene Techniken gelöst.

Die am häufigsten angewendete Technik ist die der **progressiven Muskelentspannung** oder **Muskelrelaxation** (PMR) nach Jacobson (vgl. Bernstein & Borkovec, 1995).

Dabei werden alle Muskelgruppen des Körpers nacheinander bewusst entspannt:

- Den Muskel zunächst leicht (!) anspannen,
- die Spannung für einen Moment halten und
- die Spannung mit dem nächsten Ausatmen ganz lösen. Den Unterschied zwischen angespanntem und gelöstem Muskel möglichst bewusst wahrnehmen!

Nacheinander werden folgende Muskelpartien an- und entspannt:

Hände → Unterarme → Oberarme → Gesicht/Nacken → Schultern und Nacken → Rücken → Bauch → Gesäß → Oberschenkel → Waden → Füße.

Wie man genau vorgeht, hängt vom Übungsgrad, aber auch von der Zeit ab, die man zur Verfügung hat. In der Phase des Erlernens ist es günstig, jede Gruppe einzeln durchzugehen und dabei die rechte und linke Körperhälfte zu unterscheiden (Langform, ca. 20-30 Minuten). Geübtere können auch die Kurzform anwenden (ca. 10 Minuten), bei der mehrere Partien zusammengefasst werden. Eine Anleitung für die Kurzform finden Sie in Kasten 6. Es ist jedoch immer besser, ein Entspannungsverfahren, ganz gleich welches, unter professioneller Anleitung zu erlernen!

Kasten 6: Progressive Muskelentspannung (Kurzform)*

- Nehmen Sie eine möglichst bequeme Haltung ein und stellen Sie sich darauf ein, dass Sie sich entspannen.

- Atmen Sie einige Male tief ein und dann langsam wieder aus. Achten Sie darauf, wie sich beim Einatmen die Bauchdecke hebt und beim Ausatmen wieder senkt.

- Wir beginnen jetzt mit den Übungen. Achten Sie dabei bitte ganz aufmerksam auf Ihre Empfindungen bei der Anspannung und der anschließenden Entspannung der Muskeln. Es kommt nicht darauf an, die Muskeln stark anzuspannen, sondern nur darauf, die Unterschiede zwischen Anspannung und Entspannung deutlich zu bemerken. Es dürfen auch keine Schmerzen oder Verkrampfungen entstehen.

- Als Erstes spannen Sie beide Hände, Unterarme und Oberarme gleichzeitig an. Halten Sie die Spannung für einen Moment. Und mit dem nächsten Ausatmen lassen Sie die Spannung wieder los und entspannen. Achten Sie auf das Nachlassen der Spannung und spüren Sie den Unterschied zwischen der Anspannung und der langsam eintretenden Entspannung.

- Lassen Sie die Arme ganz entspannt und ruhig und richten Ihre Aufmerksamkeit auf das Gesicht. Spannen Sie die Muskeln in Stirn, Augen, Nase, Lippen, Kiefer, Hals gleichzeitig an. Spüren Sie die Anspannung. Beim nächsten Ausatmen entspannen Sie das Gesicht wieder. Lassen Sie mit dem Ausatmen alle Spannung weichen, glätten Sie die Stirn. Lassen Sie Muskeln um die Augen weit werden, die Nasenflügel locker, Wangen- und Kiefermuskulatur entspannen und die Lippenmuskeln ganz locker. Beobachten Sie wieder den Unterschied zwischen An- und Entspannung.

- Als Nächstes spannen Sie die Muskeln in Schultern, Rücken und Bauch gleichzeitig an. Ziehen Sie die Schultern nach hinten, bilden Sie ein leichtes Hohlkreuz und spannen den Bauch leicht an. Spüren Sie das Gefühl von Anspannung im gesamten Oberkörper. Und mit dem nächsten Ausatmen lassen Sie die

Spannung wieder los und entspannen. Lassen Sie die Schultern so tief wie möglich sinken, die Bauchdecke locker werden und den Rücken bequem angelehnt.

- Machen Sie weiter mit den Beinen. Spannen Sie beide Füße, die Beine und das Gesäß zusammen an. Halten Sie die Spannung für einen Moment und beim nächsten Ausatmen lassen Sie wieder los und entspannen.

- Überlassen Sie sich nun ganz dem angenehmen Gefühl der Entspannung und lassen Sie es überfließen auf den ganzen Körper: in die Arme und Hände – bis in die Finger – in das Gesicht – in Hals und Nacken – in die Schultern – den ganzen Rücken hinunter – in den Bauch – in die Beine – bis in die Füße – bis in die Zehenspitzen hinein.
  Beobachten Sie einfach Ihren Atem.
  Genießen Sie dieses wohlige und angenehme Gefühl tiefer Entspannung noch einige Minuten.
  Sagen Sie sich nun, dass Sie die Übung allmählich beenden. Ballen Sie Ihre Hände zu Fäusten, winkeln Sie die Ellbogen an und strecken und räkeln Sie sich. Atmen Sie tief durch und öffnen Sie dann langsam wieder die Augen. (*aus Basler & Kröner-Herwig, 1995)

Ein weiteres Verfahren ist das **autogene Training** nach Schultz (vgl. Schultz, 2003). Dabei wird ein Entspannungszustand mithilfe von Selbstsuggestion (→ „autogen“) erzielt. Das heißt, durch intensive, gefühlsbetonte Vorstellung (z. B. durch die Vorstellung, ganz ruhig zu sein, die Hände schwer und warm werden zu lassen) können Funktionen des vegetativen Nervensystems verändert werden. Das autogene Training zielt daher nicht nur auf muskuläre, sondern auf eine Ruhigstellung des gesamten Organismus ab.

Dieses Verfahren ist etwas schwieriger zu erlernen und mit mehr Übung verbunden als die progressive Muskelrelaxation. Daher empfehlen wir hier wiederum ganz besonders, das autogene Training beim Profi zu erlernen.

Als drittes Verfahren sei hier die **konzentrative Entspannung** nach Wilda-Kiesel (1993) beschrieben.

Wiederum unternehmen Sie dabei, wie bei anderen Verfahren auch, eine gedankliche Reise durch Ihren eigenen Körper. Es geht jedoch weniger um systematisches An- und Entspannen wie bei der progressiven Muskelrelaxation, sondern um aufmerksames ganzheitliches Wahrnehmen des Körpers, seiner Haltung, von Spannungsherden („feste Stellen") oder kleinen Störfaktoren, die das Wohlbefinden beeinflussen, aber natürlich auch um die Muskelspannung. Dadurch können nicht nur Fehlhaltungen bewusst gemacht werden, sondern auch, wie sehr der Körper im Laufe des Tages auf einzelne Belastungen reagiert hat. Wie die Schultern sich nach oben ziehen und der Nacken starr geworden ist, die Stirn gerunzelt und die Zähne zusammengebissen waren.

Dieses Verfahren zielt also besonders auf die Verbesserung des gesamten Körpergefühls ab, die Aufmerksamkeit gegenüber Signalen des Körpers kann gut geschult werden. Daher empfehlen wir dieses Verfahren besonders denjenigen Patienten, die sich unter den beiden Durchhaltertypen wiedergefunden haben (s. o.).

Auch für die konzentrative Entspannung empfehlen wir einen professionellen Kurs, zur Anregung finden Sie in Kasten 7 einige wesentliche Sätze, die man sich beim Üben der konzentrativen Entspannung selbst sagt. Üben Sie im Liegen auf dem Rücken, am besten auf einer nicht zu weichen Unterlage.

Kasten 7: Sätze zum selbstständigen Üben der konzentrativen Entspannung*

- Ich lege mich so bequem wie möglich hin und schließe meine Augen.
- Ich bin auf mich und meinen Körper konzentriert und ganz gelassen.
- Aufmerksam erspüre ich meinen Körper.
- Ich erspüre die Auflageflächen meines Körpers und löse Festes.
- Ich erspüre die Abstände zur Unterlage und lasse mich vom Boden tragen.
- Ich erspüre die Lage meiner Arme.
- Ich erspüre die Lage meiner Beine.
- Ich erspüre die Auflageflächen meines Kopfs und löse mein Gesicht.
- Ich lasse meine Aufmerksamkeit durch meinen Körper wandern und löse überall, wo ich Festes spüre.
- Ich aktiviere mich und wende mich wach und aufmerksam meiner Umgebung zu.

(*aus Wilda-Kiesel, 1993)

Zu den Entspannungsverfahren im weiteren Sinne gehören auch Imaginationsübungen, das heißt Übungen, bei denen, ähnlich wie bei Tagträumen, durch die gedankliche Konzentration auf eine bestimmte Vorstellung (Imagination) eine körperliche und psychische Entspannung erreicht wird. (Vorausgesetzt natürlich, es handelt sich um eine angenehme und entspannende Vorstellung.) In Kasten 8 finden Sie ein Übungsbeispiel, d. h. eine so genannte **Fantasiereise** an einen friedlichen Ort. Ihrer Fantasie sollen dabei keine Grenzen gesetzt werden. Malen Sie sich Ihren ganz individuellen Ort; die kleine Übung in Kasten 5 kann Ihnen vielleicht auch behilflich sein. Suchen Sie ihn in Gedanken so häufig auf, wie Sie möchten. Sie werden sehen, mit etwas Übung bietet eine solche Übung einen idealen Minirückzug aus dem Alltagsstress.

Kasten 8: Fantasiereise

- Rücken Sie Ihren Stuhl wieder ein Stück vom Schreibtisch weg, nehmen Sie eine angenehme Haltung ein und schließen Sie die Augen.
- Atmen Sie ruhig und gleichmäßig und beobachten Sie einige Atemzüge lang, wie Ihr Atem ein- und wieder ausströmt.
- Versetzen Sie sich in Ihrer Fantasie an einen Ort, an dem Sie sich wohl und geborgen fühlen. Es kann ein erfundener Ort sein, oder auch ein Ort, an den Sie sich gern zurückziehen, wenn Sie Frieden und Ruhe suchen.
- Malen Sie sich diesen Ort aus, erkunden Sie ihn mit allen Sinnen.
- Beginnen Sie damit, sich in Gedanken umzuschauen. Was können Sie sehen? Welche Farben und Formen nehmen Sie wahr? Was sehen Sie in Ihrer Nähe, was etwas weiter entfernt? Schauen Sie auch nach rechts und links, nach oben und unten.
- Was können Sie um sich herum hören?
- Welche Düfte gehören zu diesem Ort?
- Schmecken Sie etwas?
- Wie würde sich etwas anfühlen, das Sie in Ihrer Nähe jetzt berühren würden?
- Was nehmen Sie auf Ihrer Haut wahr? Ist da ein leichter Wind? Die Sonne?
- Lassen Sie dasselbe friedliche, gelassene Gefühl entstehen, das Sie an diesem Ort empfinden.
  Halten Sie es eine Weile, genießen Sie es und nehmen es mit in den Tag.
- Kehren Sie dann zurück in Ihre wirkliche Umgebung, öffnen Sie die Augen und schauen Sie sich um. Atmen Sie tief durch und strecken Sie sich.

Noch ein Wort, das bei allen Entspannungsverfahren gilt, wenn ihre Anwendung gelingen soll:

- Suchen Sie sich professionelle Anleitung zum Erlernen der Verfahren, ob in von Krankenkassen oder Volkshochschulen angebotenen Kursen oder bei Einzeltherapeuten.

- Sollte Ihnen das selbstständige Üben ohne Anleitungen trotzdem schwer fallen, bieten handelsübliche CDs mit Anleitung eine gute Alternative. Keinesfalls sollten Sie jedoch gleich zur CD greifen, da Ihnen so individuelle Betreuung und Rückmeldung über Fehler entgehen, die selbst bei scheinbar so einfachen Übungen den Erfolg verhindern können.

- Suchen Sie sich einen geeigneten Ort. Versuchen Sie, mögliche Störungen auszuschalten (Tür zu, Telefon aus, der Familie Bescheid sagen, störende Kleidung, Schmuck usw. ablegen).

- Suchen Sie sich eine geeignete Zeit, idealerweise eine feste, regelmäßig eingeplante Zeit, um das Üben von Entspannungsverfahren zur Gewohnheit werden zu lassen.

- Üblich ist die Durchführung von Entspannungsverfahren in Rückenlage auf nicht zu weichen Matten. Bei den meisten Verfahren ist zur Not auch das Üben in Seiten- oder Bauchlage bzw. im Sitzen möglich.

- Vergessen Sie nie, sich am Ende der Entspannung „zurückzuholen“, d. h., Ihren Körper wieder zu aktivieren; ob durch tiefes Durchatmen, Gähnen und Strecken oder eine kleine, aktivierende Gymnastikübung.

4.3.6 Psychotherapie?

Sie haben nun zahlreiche Anregungen und Übungen erhalten, mit denen Sie sich selbst erste Hilfe zur Reduktion der einzelnen, oben beschriebenen psychologischen Risikofaktoren leisten können und die kurzfristig dabei helfen, psychische Belastungen wie körperliche Beschwerden erträglicher zu machen. Manche Ängste, Überzeugungen oder Verhaltensmuster sitzen jedoch sehr tief und haben sich schon ein ganzes Leben lang hartnäckig eingeschliffen. Sie sind ohne Hilfe nicht so leicht zu ändern und können langfristig mitunter einer psychotherapeutischen Behandlung bedürfen. Scheuen Sie sich in diesem Fall nicht, sich an einen Psychotherapeuten zu wenden.

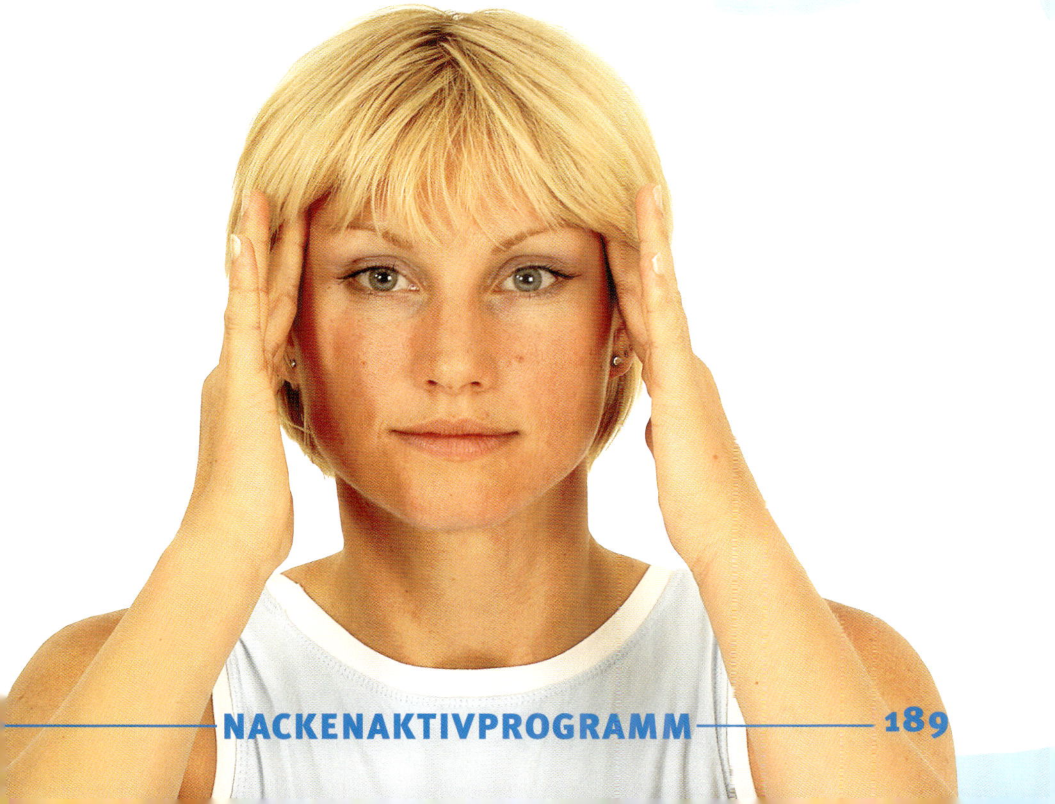

5 Ergonomie am

5.1 Ergonomie

Der Mensch sitzt immer mehr! Ca. 80.000 Stunden seines Lebens verbringt der am Computer arbeitende Mensch heutzutage durchschnittlich „angekettet“ auf seinem Bürostuhl.

Die EU hat 1990 eine Richtlinie über die Mindestvorschriften bezüglich der Sicherheit und des Gesundheitsschutzes bei der Arbeit an Bildschirmgeräten (90/270/EWG), **Bildschirmrichtlinie** genannt, verabschiedet. Darin werden auch die Mindestvorschriften zur Gestaltung der Arbeitsplätze aufgeführt. Sie enthält u. a. folgende Anforderungen:

1. Der Bildschirm muss zur Anpassung an die individuellen Bedürfnisse des Benutzers frei, leicht drehbar und neigbar sein.

2. Die Tastatur muss neigbar und eine vom Bildschirm getrennte Einheit sein, damit der Benutzer eine bequeme Haltung einnehmen kann, die Arme und Hände nicht ermüdet.

3. Die Fläche vor der Tastatur muss ausreichend sein, um dem Benutzer ein Auflegen von Händen und Armen zu ermöglichen.

Arbeitsplatz

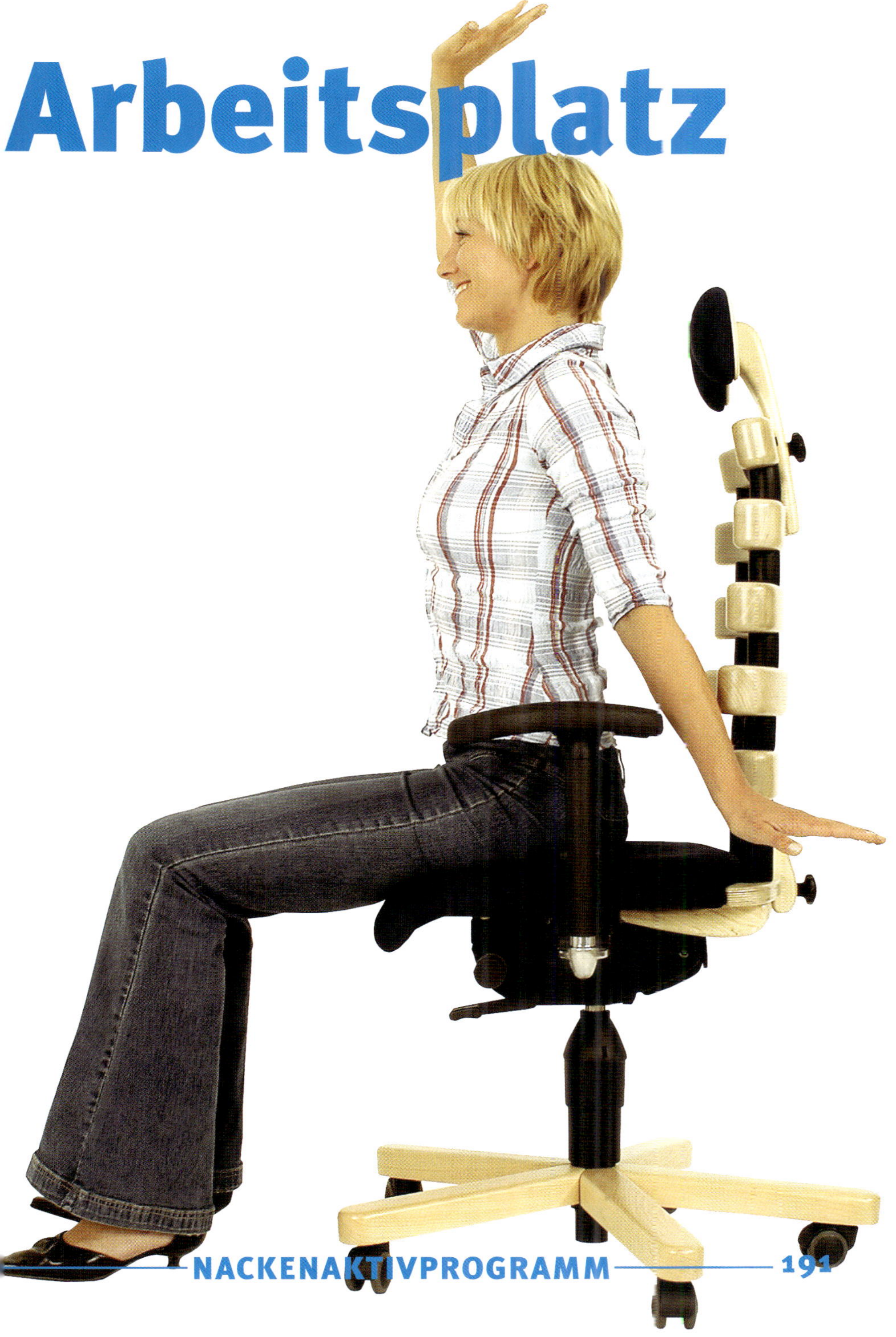

4. Der Arbeitstisch bzw. die Arbeitsfläche muss eine ausreichend große und reflexionsarme Oberfläche besitzen und eine flexible Anordnung von Bildschirm, Tastatur, Schriftgut und sonstigen Arbeitsmitteln ermöglichen.

5. Der Manuskripthalter muss stabil und verstellbar sein und ist so einzurichten, dass unbequeme Kopf- und Augenbewegungen so weit wie möglich eingeschränkt werden.

6. Ausreichender Raum für eine bequeme Arbeitshaltung muss vorhanden sein.

7. Der Arbeitsstuhl muss kippsicher sein, darf die Bewegungsfreiheit des Benutzers nicht einschränken und muss ihm eine bequeme Haltung ermöglichen.

8. Die Sitzhöhe muss verstellbar sein.

9. Die Rückenlehne muss in Höhe und Neigung verstellbar sein.

10. Auf Wunsch ist eine Fußstütze zur Verfügung zu stellen.

11. Der Arbeitsplatz ist so zu bemessen und einzurichten, dass ausreichend Platz vorhanden ist, um wechselnde Arbeitshaltungen und Arbeitsbewegungen zu ermöglichen.

Im Internet finden sich hierzu ausführliche Beschreibungen.

5.2 Mikropausen und Minipausen

Auch tägliches Training nach der Arbeit reicht nicht aus, wenn vorher stundenlang statische Arbeit geleistet wurde. Deshalb sollten Sie alle 10-15 Minuten eine Mikropause einlegen, sich bewusst aufrichten, 1-2 Streckübungen durchführen, Ihre Augen entspannen, wie in Kap. 2.8 beschrieben. „Durchhalter" sollen lernen, sich regelmäßig solche Mikropausen zu gönnen. Stellen Sie sich anfangs einen Kurzzeitwecker oder bauen Sie eine Meldung ins Programm ein, um sich an die fällige „Mikropause" zu erinnern.

Darüber hinaus sollten Sie idealerweise stündlich aufstehen, einige Schritte laufen oder sich für 1-2 Minuten auf Trampolin oder Gymnastikball setzen bzw. stellen (Minipause).

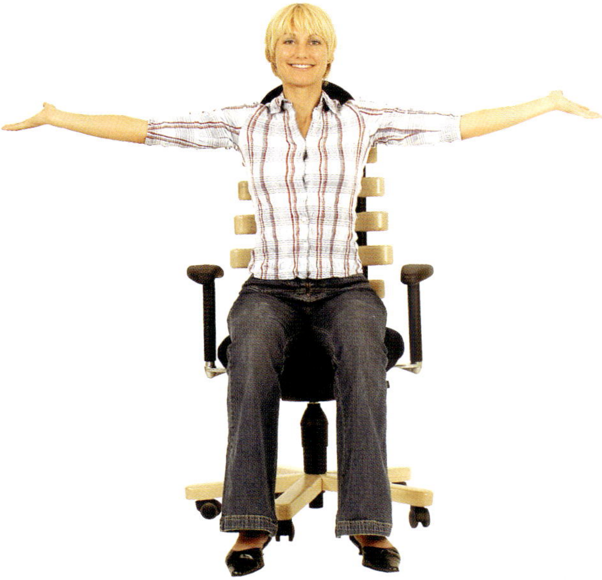

6 Tipps und

Schlafen

1. Das Bett mit Matratze und Lattenrost soll sich den natürlichen Krümmungen der Wirbelsäule anpassen und die Wirbelsäule im Liegen so unterstützen, wie sie im aufrechten Stand geformt ist. Dies gilt besonders für Nacken und Halswirbelsäule. „So hart und gerade wie möglich“ gilt nach neuesten Erkenntnissen nicht mehr.

2. Alle 8-10 Jahre sollte die Matratze ausgewechselt werden, in regelmäßigen Abständen empfiehlt es sich, die Liegeseite der Matratze zu tauschen.

3. Die Halswirbelsäule soll leicht in ihrer Krümmung unterstützt werden. Das Kopfkissen sollte deshalb wirklich nur unter dem Kopf liegen, während die Schultern auf der Matratze liegen. Dies gilt sowohl in Rücken- als auch in Seitlage. Wenn Sie ein großes Kissen haben, so falten Sie es eventuell in der Mitte zusammen und legen Sie es so unter den Kopf.

4. Wenn Sie morgens mit Nacken- oder Kopfschmerzen aufwachen, sollten Sie über ein Nackenstützkissen und möglicherweise eine neue Matratze nachdenken. Hier empfiehlt sich die Beratung im Fachhan-

Hinweise

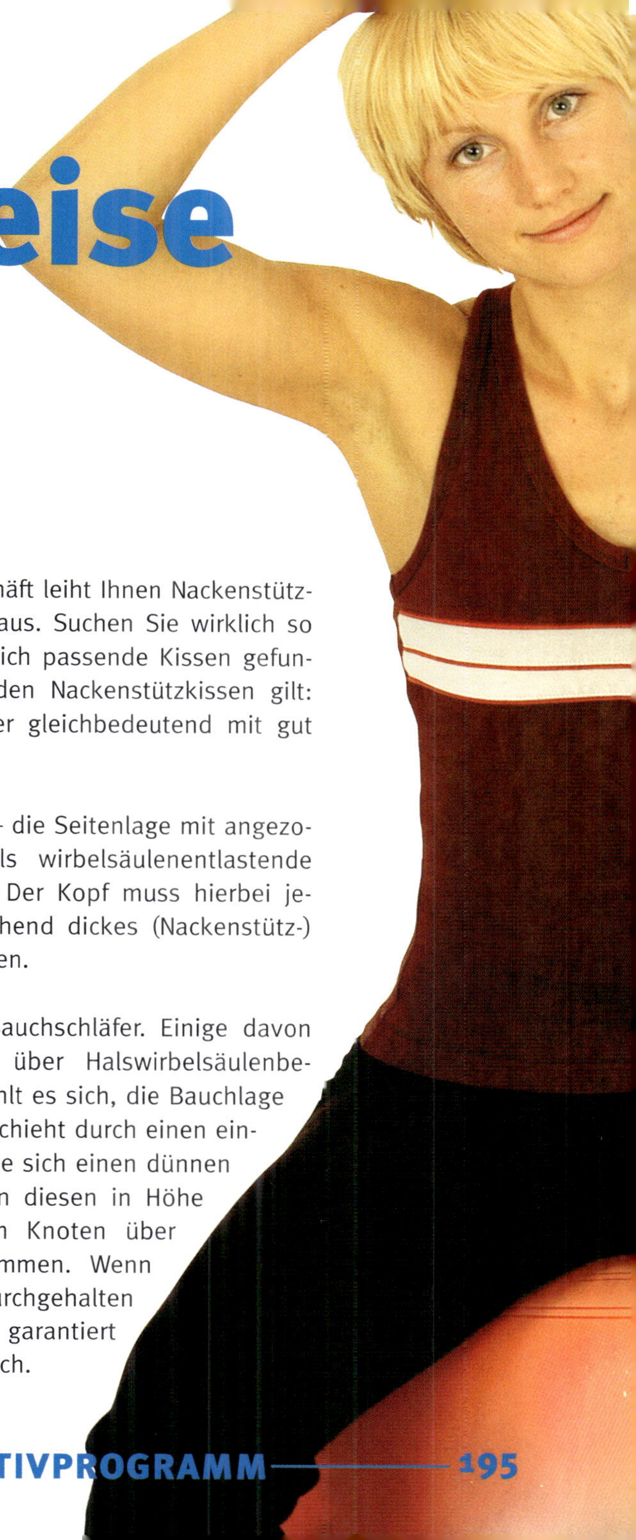

del. Ein gutes Fachgeschäft leiht Ihnen Nackenstützkissen für 1-2 Wochen aus. Suchen Sie wirklich so lange, bis Sie das für sich passende Kissen gefunden haben. Auch bei den Nackenstützkissen gilt: Teuer muss nicht immer gleichbedeutend mit gut sein!

5. Die Embryonalstellung – die Seitenlage mit angezogenen Knien – ist als wirbelsäulenentlastende Schlafposition günstig. Der Kopf muss hierbei jedoch durch ein ausreichend dickes (Nackenstütz-)Kissen unterstützt werden.

6. Viele Menschen sind Bauchschläfer. Einige davon klagen immer wieder über Halswirbelsäulenbeschwerden. Hier empfiehlt es sich, die Bauchlage auszuschalten. Dies geschieht durch einen einfachen Trick: Nehmen Sie sich einen dünnen Seidenschal und binden diesen in Höhe des Bauchs mit einem Knoten über dem Bauchnabel zusammen. Wenn Sie das eine Woche durchgehalten haben, schlafen Sie garantiert nicht mehr auf dem Bauch.

7. Wenn Sie auf die Bauchlage gar nicht verzichten wollen, empfehlen wir eine Kombination aus Seitlage und Bauchlage mit Unterstützung durch ein Kissen am bzw. unter dem Bauch. Probieren Sie es doch einfach mal aus!

8. Wenn Sie nachts nicht schlafen können, versuchen Sie doch einfach die Fahrstuhlübung (Übung 72 auf Seite 111).

9. Legen Sie sich eine tägliche Aufwachroutine zu. Wir empfehlen Ihnen Folgende:
   1. Dehnen und räkeln Sie sich im Bett.
   2. Schwingen Sie die Beine in die Höhe und fahren Sie in Rückenlage Fahrrad.
   3. Drehen Sie sich in Seitlage und schwingen Sie sich, mit den Beinen voran, den Oberkörper durch die Hände abgestützt, en bloc in den Sitz.
   4. Schon beim Zähneputzen fördert ein leichtes Auf- und Abwippen auf den Zehen enorm die Durchblutung. Dann kann der Tag beginnen.

   Diese Übung, auf dem aerostep® durchgeführt, verbessert gleichzeitig Ihr Balancevermögen (Übung 93 auf Seite 136).

Arbeitsplatz

10. Gönnen Sie Ihrem Schulter-Nacken-Bereich regelmäßig eine kleine Abwechslung. Nach längerem Sitzen einfach mal aufstehen, herumgehen und Dehnungs- und Lockerungsübungen im Stehen durchführen. Dies bringt Sie wieder auf Trab.

11. Eine individuelle Unterstützung beim langen Sitzen durch eine Rolle im Bereich der Lendenwirbelsäule

und ein Kissen im Bereich des Nackens reduziert ebenfalls die Belastung der Wirbelsäule und fördern die (passive) Aufrichtung. Für die aktive Aufrichtung sorgt z. B. das zeitweilige Sitzen auf dem Gymnastikball oder Ballkissen.

12. Ein gut eingestellter Bürostuhl sorgt für ein gutes Sitzverhalten im Sinne eines dynamischen Sitzens, wie in Abbildung 4 auf Seite 25 beispielhaft dargestellt.

13. Eine zusammengerollte Gymnastikmatte passt unter jeden Büroschreibtisch, sodass in der Mittagspause auch Dehnungsübungen im Liegen möglich sind. Matten mit Noppen fördern zudem gleichzeitig die Durchblutung.

14. Das morgendliche Auf- und Abwippen der Zehen kann man auch beim Telefonieren anwenden, dazu das Aufstehen nicht vergessen!

15. Stundenlange Computerarbeit, auch in der Freizeit, ist Dauerstress für die Augenmuskeln. Hier hilft unser vorgestelltes Augenentspannungsprogramm (Kap. 2.4).

16. Nach einem anstrengenden, rückenbelastenden Tag kann ein ausgedehntes heißes Bad eine gute Entspannung für die Muskulatur sein. Auch ein Schaukelstuhl mit hochgelegten Beinen und Nackenstütze bietet eine Erleichterung für Nacken und Rücken.

17. Das Sitzen im Auto ist die „schlimmste“ Form des Sitzens überhaupt. Eine gut eingestellte Kopfstütze sowie eine optimale Unterstützung der Lendenwirbelsäule (z. B. durch das Luftkissen „Back Swing®“) sind nicht nur für Vielfahrer (mehr als 20.000 km im Jahr) empfehlenswert.

18. Einstellen der Sitzposition im Auto: Verschieben Sie den Sitz nach vorn, sodass die Kniegelenke gering höher sind als die Hüftgelenke. Die Arme und Beine müssen zum Erreichen des Lenkrads oder des Gaspedals leicht gebeugt sein. Die Kopfstütze muss so eingestellt sein, dass sie auf gleicher Höhe wie der Kopf endet. Der Abstand zum Hinterkopf sollte gering sein.

19. Legen Sie auch bei längeren Autofahrten alle 1-2 Stunden eine Fahrpause ein und bewegen Sie sich. Entspannen und aktivieren Sie die Muskulatur, es verbessert beides die Durchblutung.

20. Erhöhen Sie Ihre Leistungsfähigkeit, indem Sie sich regelmäßig bewegen. Ganz einfach ein paar Treppen laufen, auch wenn ein Fahrstuhl zur Verfügung steht oder mit dem Rad zur Arbeit fahren.

21. Stellen Sie Zubehör (Drucker, Kopierer, Telefon) in räumlicher Entfernung auf, sodass Sie aufstehen und hinlaufen müssen.

22. Das Sitzen wird man nicht verhindern können, allerdings beeinflussen. Es gibt keinen Universalsitz, der für alle sitzenden Tätigkeiten die optimale Lösung bietet. Arbeiten im Büro, Ausruhen zu Hause oder mehrere Stunden Autofahren täglich stellen grundverschiedene Anforderungen an das Sitzen. Umso mehr kommt es darauf an, überall dort, wo Sie viel sitzen müssen, für die jeweils optimale Lösung zu sorgen (höhenverstellbare Stühle und Schreibtische, Stehpulte, Sitzbälle, Sitzkissen ...).

23. Empfehlenswert ist dynamisches Sitzen. Darunter versteht man den häufigen Wechsel der Sitzposition und die Vermeidung einseitig belastender Sitz-

positionen. Dabei wird möglichst häufig zwischen vorgeneigter, aufrechter und rückgeneigter Sitzhaltung gewechselt. Dies führt zur natürlichen Be– und Entlastung der Muskulatur.

24. Der „Computerarbeiter“ sollte mit der Tastatur und dem Bildschirm eine gerade Linie bilden.

25. Der Sehabstand zum Bildschirm sollte mindestens 50 cm betragen.

Ernährung und Genussmittel

26. Rauchen stellt die Blutgefäße eng, verstärkt somit die lokale Minderdurchblutung und fördert die Verspannung der Muskulatur.

27. Übermäßiger Kaffeegenuss (d. h. mehr als 3-4 Tassen pro Tag) verlängert die Adrenalinwirkung und vermindert ebenfalls die Durchblutung. Machen Sie es wie unsere südeuropäischen Freunde: Trinken Sie zu jeder Tasse Kaffee ein Glas Wasser.

28. Magnesium vermindert eine erhöhte Muskelanspannung (auch im Blutgefäßsystem) und ist zugleich der wichtigste Aktivator von Enzymen. Selen ist, gemeinsam mit Vitamin E, der wichtigste Radikalenfänger.
Magnesium (300 mg pro Tag) sollten Sie abends vor dem Schlafengehen einnehmen (z. B. als Brausepulver), Selen am besten als anorganisches Natriumselenit (50-100 mg pro Tag), nicht als Selenhefe und nicht zusammen mit Vitamin C. Produkte aus der Apotheke sind Medikamente, solche aus der Drogerie lediglich Nahrungsergänzungsmittel.

29. Achten Sie auf eine ausreichende tägliche Trinkmenge von 2-3 l. Am besten geeignet sind Mineralwasser oder Schorle (Wasser plus Fruchtsaft), aber auch (Kräuter-)Tee ist zu empfehlen.

30. Nicht „zwischendurch" am Computer essen, sondern bewusst Pause machen (gerade die Computerarbeit verleitet zum Essen „nebenbei".) Danach ist der Kopf wieder frei, der Nacken hatte Zeit zum Entspannen.

31. Essen Sie statt „Fastfood" mehr Frischprodukte, z. B. Gemüse oder Obst statt Raucherpause und Süßigkeiten (Deutsche Gesellschaft für Ernährung: Aktion „5 am Tag").

32. Achten Sie auf die Fettzusammensetzung Ihrer Nahrung: Gehärtete Fette meiden, mehr Omega-3-Fettsäuren (in Seefisch, Leinöl, Rapsöl, Weizenkeimen) – dadurch vermindert sich die Entzündungsbereitschaft, die Schmerzschwelle wird erhöht (Prostaglandine) [Kreutzfeldt & Müller, 2000].

Haushalt und Freizeit

33. Ein tägliches 10-20-minütiges Dehnungsprogramm ist besser als 3 x pro Woche eine Stunde. Die Lieblingsmusik kann eine angenehme, förderliche Atmosphäre für das Übungsprogramm schaffen.

34. Falls Sie sich einen „Fitnessraum" für die täglichen Übungen einrichten wollen, empfiehlt es sich, zur Selbstkontrolle der richtigen Übungsdurchführung, einen großen Spiegel an der Wand zu befestigen.

35. Die Höhe der Arbeitsplatte in der Küche sollte nicht zu niedrig gewählt werden, um eine nach vorne geneigte Haltung (mit ungünstiger Balance) zu vermeiden. Lassen Sie sich beim Küchenkauf diesbezüglich im Fachhandel beraten.

36. Das Bügeln kann man zur sportlichen Betätigung umwandeln, indem Sie sich dabei auf einen aerostep® stellen. So nutzen Sie die Zeit gleichzeitig für ein sensomotorisches Training (Übung 95 auf Seite 136).

37. Eine Handtasche bzw. Einkaufstasche nicht nur über einer Schulter, sondern als Rucksack auf dem Rücken oder diagonal vor dem Bauch tragen. Schwere Sachen entweder in den Rollenkoffer oder auf ein Gehwägelchen packen.

38. Wenn Sie privat oder beruflich gerne und manchmal auch lange telefonieren, können Sie die Zeit doppelt nutzen, indem Sie sich dabei auf den aerostep® stellen (Übung 94 auf Seite 136). Ohne dass Ihr Gesprächspartner etwas bemerkt, können Sie Ihr tägliches sensomotorisches Training durchführen. Günstig für die Körperhaltung kann die Benutzung eines Headsets sein, da der Kopf dann nicht mehr in einer Zwangstellung verharrt und man zusätzlich auch noch die Hände frei hat.

39. Nordic Walking ist herkömmliches Walken mit dem Einsatz vom speziellen Stöcken. Die Bewegungsausführung gleicht der des Skilanglaufs und die Technik des Nordic Walkings ist sehr einfach zu erlernen. Dennoch sollte man sie sich von einem Profi zeigen und erklären lassen, da nur durch eine gute Technik gewährleistet ist, dass z. B. die Armmuskulatur nicht überlastet wird und ermüdet.

Anhang

1 Nützliches

Bei der „Aktion Gesunder Rücken“ (AGR) e.V. (Walkmühlenstraße 93, 27432 Bremervörde) erhalten Sie Informationen zu Firmen, die rückengerechte Möbel, von der AGR als rückenfreundlich zertifiziert, produzieren.

Die von uns verwendeten Hilfsmittel und Produkte erhalten Sie im Fachhandel (z. B. in Sanitätshäusern und Sportfachgeschäften). Die Herstelleradressen der von uns verwendeten Produkte finden Sie im Nachfolgenden aufgelistet:

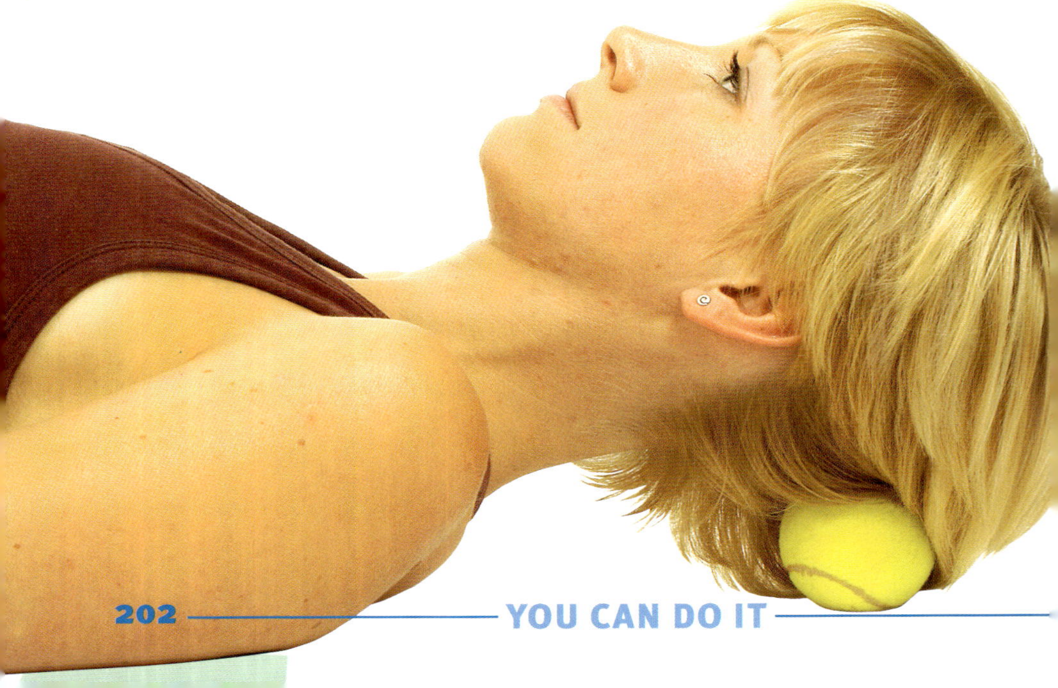

Tab. 5: Produkte und Adressen

Produkt	Hersteller/Adresse
Bürostuhl Axis by Lotz	POPPEL Form & Funktion Schmückerstr. 66 98693 Manebach www.poppello.de
aerostep®; Back Swing®; ABS-Ball	TOGU Gebr. Obermaier OHG Atzinger Str. 1 83209 Prien-Bachem www.togu.de
Theraband	Thera-Band GmbH Mainzer Landstraße 19 65589 Hadamar www.thera-band.de
Minitrampolin	Heymans GmbH & Co. KG Sport & Therapie Dünzelbach 57 82272 Dünzelbach www.heymans.de

2 Literatur

Basler, H. D. & Kröner-Herwig, B. (1995). **Psychologische Therapie bei Kopf- und Rückenschmerz. Ein Schmerzbewältigungsprogramm zur Gruppen- und Einzeltherapie.** München: Quintessenz.

Bernstein, D. A. & Borkovec, T. D. (1995). **Entspannungstraining: Handbuch der „progressiven Muskelentspannung“ nach Jacobsen.** 7. Aufl., München: Pfeifer.

Bovim, G., Schrader, H. & Sand, T. (1994). Neck pain in the general population. **Spine, 19**, 1307-1309.

Bundesverband der deutschen Rückenschulen (Hrsg.). (1993). **Sitzen als Belastung.** Ismaning: pmsi Holdings Deutschland GmbH.

Bundesministerium für Arbeit und Wirtschaft [BMWA] (2004).

Gesundheitsberichterstattung des Bundes (1998). **Bundes-Gesundheitssurvey.** Heft 7. Robert Koch-Institut in Zusammenarbeit mit dem Statistischen Bundesamt.

Hasenbring, M. (1992). **Kieler Schmerzinventar.** Bern: Huber.

Hasenbring, M. (1996). Kognitive Verhaltenstherapie chronischer und prächronischer Schmerzen. **Psychotherapeut, 41**, 313-325.

Heitkamp, H. C., Horstmann, T., Mayer, F., Weller, J. & Dickhuth, H. H. (2001). Gain in strength and muscular balance after balance training. **Int J Sports Med, 22**, 285-290.

http://selab24.informatik.uni-bremen.de/docs/EU_Bildschirmrichtlinie.htm

Hüter-Becker, A. [Hrsg.] (1996). **Physiotherapie: Band 4. Untersuchungs- und Behandlungstechniken**. Stuttgart: Thieme.

Janda, V. (2000). **Manuelle Muskelfunktionsdiagnostik**, 4. Aufl., München; Jena: Urban & Fischer.

Jerosch, J. (Hrsg.). (2000). **Sensomotorik 2000.** Tagungsband des Kongresses Sensomotorik 2000, Essen: Pro Sympos Eigenverlag.

Kreutzfeldt, A. & Müller, K. (2000). Eicosanoide, Zytokine und Entzündung – Ungesättigte Fette in der Ernährung. **Aktuel Ernaehr Med, 25**, 186-191.

Lang, G. K. (2000). **Augenheilkunde: Verstehen – Lernen – Anwenden**. 2. Aufl., Stuttgart; New York: Thieme.

Laube, W. & Hildebrandt, H. D. (2000). Auswirkungen einer defizitären Propriorezeption auf die Bewegungsprogrammierung – koordinative Aspekte nach Kniegelenkverletzung und bei Rückenpatienten. **Orthopädie Technik, 51** (6), 534-550.

Lewit, K. & Kolar, P. (1998). Funktionsstörungen im Bewegungssystem – Verkettungen und Fehlprogrammierung. **Krankengymnastik, 8**, 1346–1352.

Lühmann, D., Kohlmann, T. & Raspe, H. (1998). **Die Evaluation von Rückenschulprogrammen als medizinische Technologie**. Baden-Baden: Nomos.

Morree, J. J. de (2002). RSI-Beschwerden bei Bildschirmarbeit. **Man Ther, 6**, 121-130.

Müller, K., Schwesig, R. & Becker, S. (2001). **Grundprinzipien der Bewegungstherapie bei Wirbelsäulenerkrankungen**. Schriftenreihe der Musikhochschule Weimar: GFBB Verlag.

Müller, K., Schwesig, R., Kreutzfeldt, A., Becker, S. & Hottenrott, K. (2004). **Das Rückenaktivprogramm. 99 Übungen gegen Rückenschmerz und Haltungsprobleme und 44 Tipps für Ihre Wirbelsäule.** Aachen: Meyer & Meyer.

Panjabi, M. M. (1992). The stabilizing system of the spine. Part I. Function, dysfunction, adaptation and enhancement. **Journal of Spinal disorders, 5**, 383.

Pfingsten, M. (2001). Multimodale Verfahren – auf die Mischung kommt es an! **Schmerz, 15**, 492-498.

Placht, W. & Weiland, A. (1998). **Die Proprioceptive Neuromuskuläre Trampolintherapie**. Freiburg: Seminarinstitut W. Placht.

Riede, D. (1995). Chronische Rückenschmerzen – Diagnostik und Therapie. **Phys Rehab Kur Med, 5**, 161-169.

Schmidt, S., Engelhardt, R., Ziesché, R. & Gesenhues, St. (1996). **Praxisleitfaden Allgemeinmedizin: Untersuchung, ganzheitliche Therapie, Diagnostik, interdisziplinäre Zusammenarbeit**. 1. Aufl., Ulm, Stuttgart, Jena, Lübeck: Fischer.

Schultz, H. J. (2003). **Das autogene Training**. Stuttgart: Thieme.

Schünke, M. (2000). **Topographie und Funktion des Bewegungssystems**. Stuttgart, New York: Thieme.

Schwesig, R., Scholz, K., Kreutzfeldt, A., Müller, K. & Becker, S. (2004). Sensomotorisches Training auf dem Minitrampolin. **Bewegungstherapie und Gesundheitssport, 20**, 42-51.

Schwesig, R., Müller, K., Becker, S. & Kreutzfeldt, A. (2004). Sensomotorisches Training im Alter und bei Osteoporose. **Bewegungstherapie und Gesundheitssport** (Im Druck).

Wagner-Link, A. (1995). Verhaltenstraining zur Stressbewältigung. Arbeitsbuch für Therapeuten und Trainer. **Reihe Leben Lernen, 101**, Pfeiffer: München.

Wilda-Kiesel, A. (1993). **Die Konzentrative Entspannung**. Reinbek: LAU-Ausbildungssysteme GmbH.

3 Bildnachweis

Fotos:

aktuell tv & print
Klaus Weber
Am Vorwerk 3
04329 Leipzig

Wiebke Fisser
Fotostelle der Medizinischen Fakultät der Martin-Luther-Universität Halle-Wittenberg

Alle Übrigen siehe Bildlegende

Titelgestaltung: Jens Vogelsang, Aachen
Titelfoto: jump Fotoagentur, Hamburg